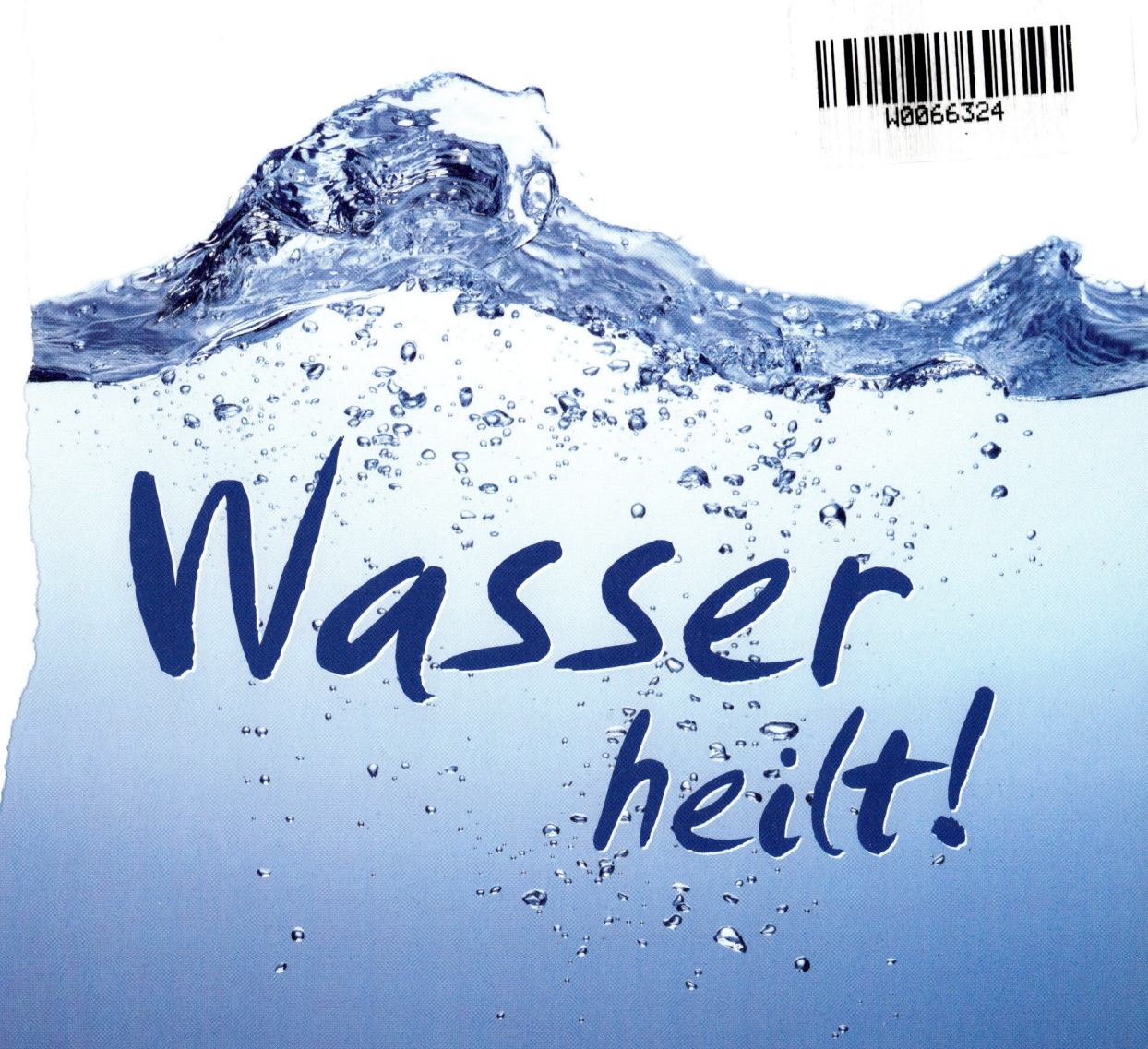

Prof. Dr. med. Wolfgang Exel
Karin Rohrer

Wasser heilt!

Trinken · Entschlacken · Baden · Kneippen

ISBN 978-3-7088-0462-0

Autoren: Prof. Dr. med. Wolfgang Exel
               Karin Rohrer

Grafik: Kneipp-Verlag

Bildnachweis: www.istockphoto.com, Kneipp-Verlag Archiv

Coverbild: www.istockphoto.com

Druck: Druckerei Theiss GmbH, A-9431 St. Stefan

2., überarbeitete Auflage, März 2009

Inhalt

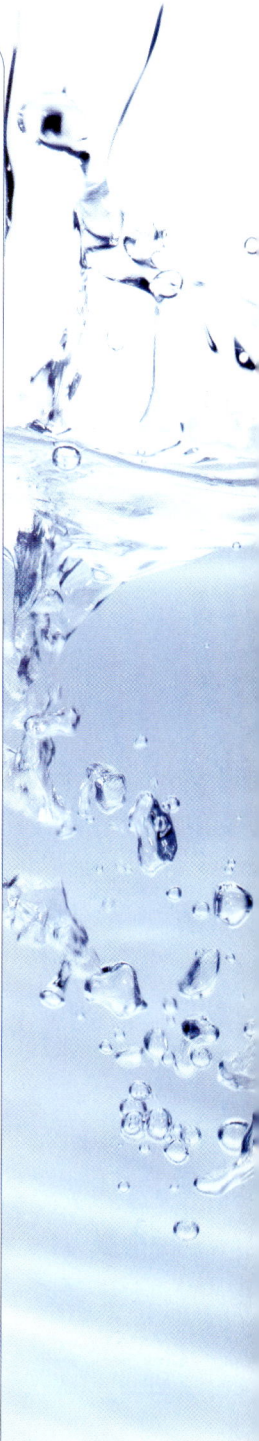

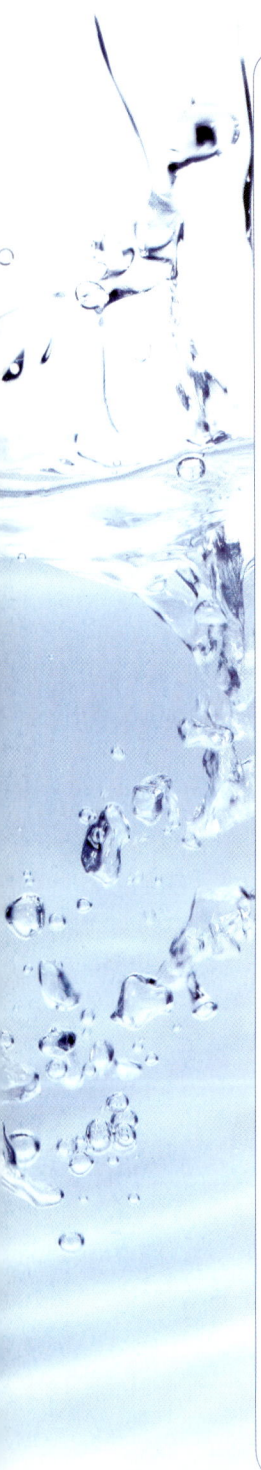

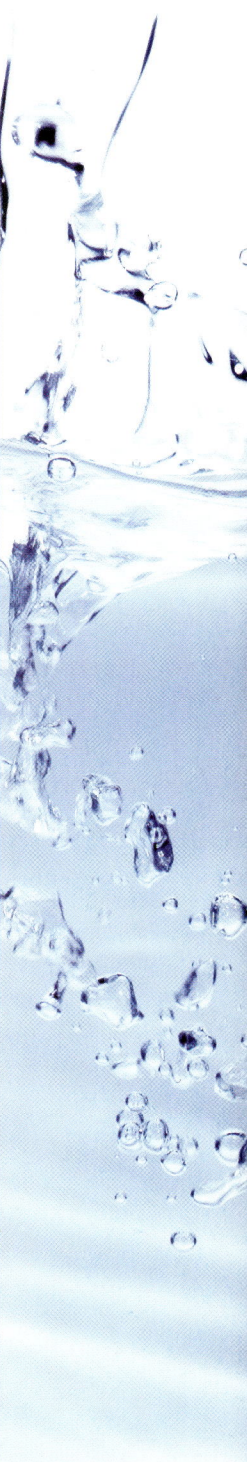

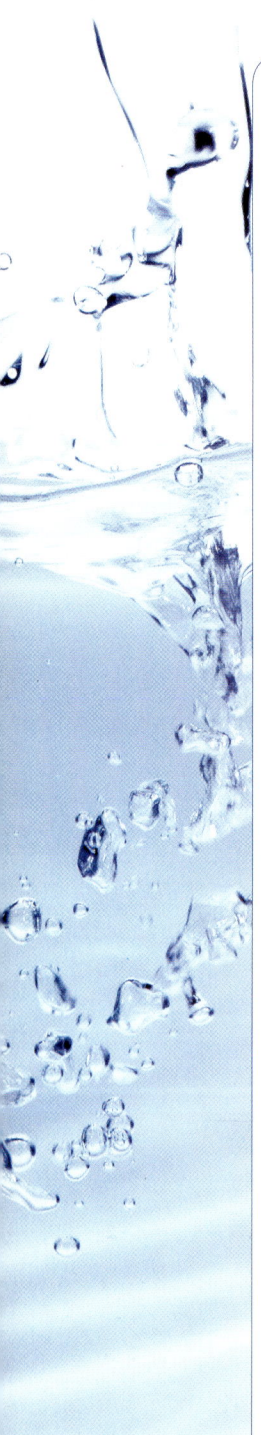

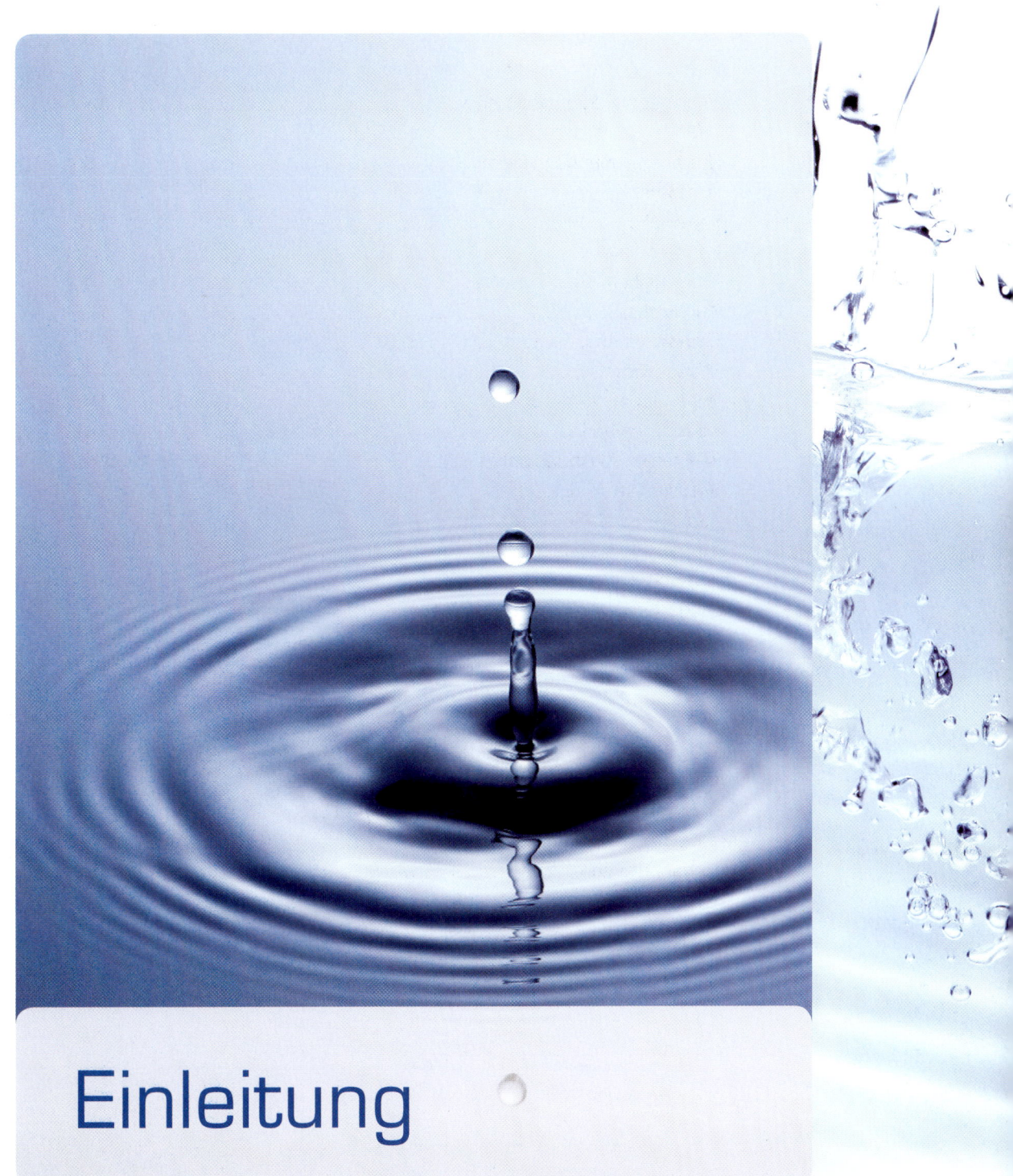

Einleitung

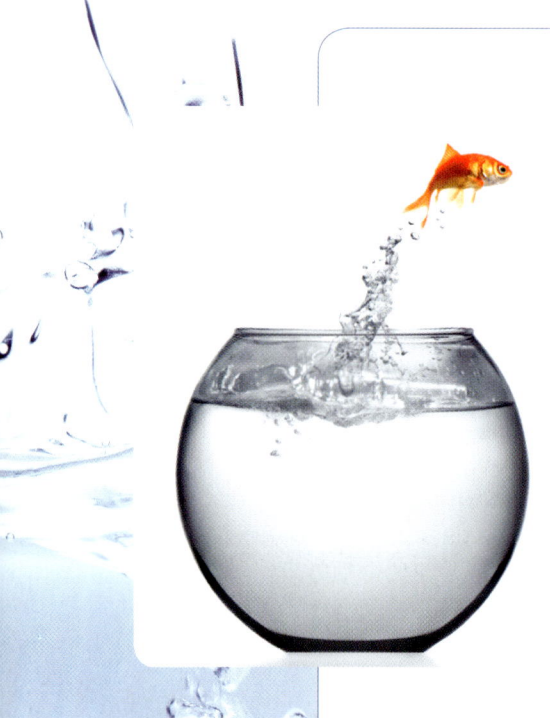

Die Grundlage allen Lebens bildet der ewige Kreislauf des Wassers. Etwa zwei Drittel der Erde sind mit Wasser bedeckt. 97 Prozent davon bilden die Meere, nur 3 Prozent sind als Trinkwasser geeignet. Österreich hat das Glück, zu den wasserreichsten Ländern der Welt zu zählen.

Trotzdem müssen wir mit diesem Schatz sorgsam umgehen. Denn wird das Grundwasser verschmutzt, ist es für Jahre unbrauchbar.

Der Mensch besteht etwa zu 70 Prozent aus Wasser. Die intrazelluläre Flüssigkeit ist das Zellwasser, in dem die wichtigsten Zellbestandteile vorkommen. Es beträgt etwa 40 Prozent des Körpergewichts. Zur extrazellulären Flüssigkeit gehören das Blutplasma in den Adern und die Flüssigkeit, welche die Zellen umgibt, außerdem auch die so genannte transzelluläre Flüssigkeit. Dazu zählen unter anderem Gehirn-Rückenmark-Flüssigkeit, Säfte des Magen-Darm-Traktes, Drüsensekrete und das Augenkammerwasser.

Wir brauchen diese Flüssigkeit zum Überleben: Die Verringerung des Körperwassers um nur zwei Prozent führt bereits zu Durstgefühl. Es ist eines der wichtigsten Warnsignale des Organismus. Bei einem Verlust von 5 bis 12 Prozent des Körperwassers verspürt der Mensch zunächst ein quälendes Trinkbedürfnis, das sich dramatisch steigert.

Es kommt zu Kopfschmerzen, zu Rötungen und Brennen der Schleimhäute von Augen, Nase, Mund und Rachen, zu Hitzegefühl und Fieber, zu Nierenversagen und schließlich bei 15 bis 20 Prozent zum Tod.

Ärzte empfehlen deshalb, täglich etwa zwei Liter zu trinken. Das Hauptgetränk des Tages sollte Wasser sein.

In der Kindheit arbeitet das Durstzentrum präzise und meldet den Flüssigkeitsbedarf des Organismus. Wenn ein Kind Wasser verlangt, sollte man es ihm auch geben, weil sonst die Gefahr der Austrocknung besteht.

Gesunde Erwachsene nehmen meistens die Trinkmenge auf, die ihr Organismus braucht. Literweises Trinken, wobei gesunde Nieren überflüssige Mengen ausscheiden, kann durch die Art der Getränke (Kaffee, Tee und Alkohol) zu Gesundheitsschäden führen. Besonders Alkohol wird in zu großen Mengen konsumiert.

Alkohol

Meistens wird dieses »Suchtmittel« – Alkohol ist eigentlich kein Getränk, mit dem der Flüssigkeitsbedarf gedeckt werden sollte – auf Kosten von anderen, gesunden Getränken zu sich genommen. Man schadet auf Dauer damit nicht nur der Leber, sondern dem gesamten Organismus. Bei Frauen ist die Leber besonders gefährdet, da sie noch weniger Alkohol »verarbeiten« kann als die Leber des Mannes.

Kaffee, Schwarztee

„Entwarnung" für alle, die gerne Kaffee oder schwarzen Tee trinken: Es ist wissenschaftlich erwiesen, dass diese beiden Getränke nicht entwässernd wirken, sondern lediglich den Harndrang fördern. Man scheidet also nicht mehr Flüssigkeit aus, als man zu sich genommen hat.

Beim alten Menschen nimmt das Durstgefühl immer mehr ab. Die benötigte Flüssigkeitsmenge ist aber keinesfalls geringer. Deshalb wird älteren Menschen empfohlen, auch ohne Durstgefühl über den Tag verteilt zu trinken.

Prominentes Vorbild Iris Berben

Die Münchner Schauspielerin hat Prof. Bankhofer ein wichtiges Rezept verraten, wie sie ihre Haut jung erhält. Sie legt größten Wert auf eine regelmäßige und optimale Flüssigkeitszufuhr, damit der Organismus und vor allem die Haut nicht austrocknen und das Hautgewebe möglichst lange jugendlich bleibt. Sie trinkt jeden Tag etwa 2 bis 3 Liter Mineralwasser.

Welche Getränke sollte man für die Deckung des täglichen Flüssigkeitsbedarfs bevorzugen?

Wasser

Das ideale Getränk ist Wasser. Es löscht den Durst ohne Kalorien und kann deshalb auch in größeren Mengen genossen werden. Der Grund, warum viele nicht zu diesem Durstlöscher greifen, ist meist der »langweilige« Geschmack, obwohl es auch bei Wasser viele verschiedene Geschmacksrichtungen gibt. Reines Leitungswasser und Mineralwasser ohne Kohlensäure sind bei den meisten Menschen nicht sehr beliebt.

Obst- und Gemüsesäfte

Obst- und Gemüsesäfte sind ideal, um mitzuhelfen, den täglichen Vitamin- und Mineralstoffgehalt zu decken. Außerdem versorgen sie den Körper mit Ballaststoffen, welche den Durchgang des Speisebreis durch den Darm beschleunigen. Um das wichtige fettlösliche Schutzvitamin Betakarotin verwerten zu können, sollten in Frucht- und Gemüsesäfte einige Tropfen Öl gegeben werden.

Energy Drinks

sind besonders beliebt bei Jugendlichen. Diese Getränke enthalten aber meist viel zu viel Zucker und auch hohe Mengen an Koffein. Sie sind daher zur Deckung des Flüssigkeitsbedarfs nicht geeignet. Dasselbe trifft auch auf Cola-Getränke zu.

Milch

ist kein Getränk im herkömmlichen Sinn, sondern ein Lebensmittel. Verdünnte Milchgetränke sind aber durch das darin enthaltene Kalzium ideal für die Osteoporosevorsorge!

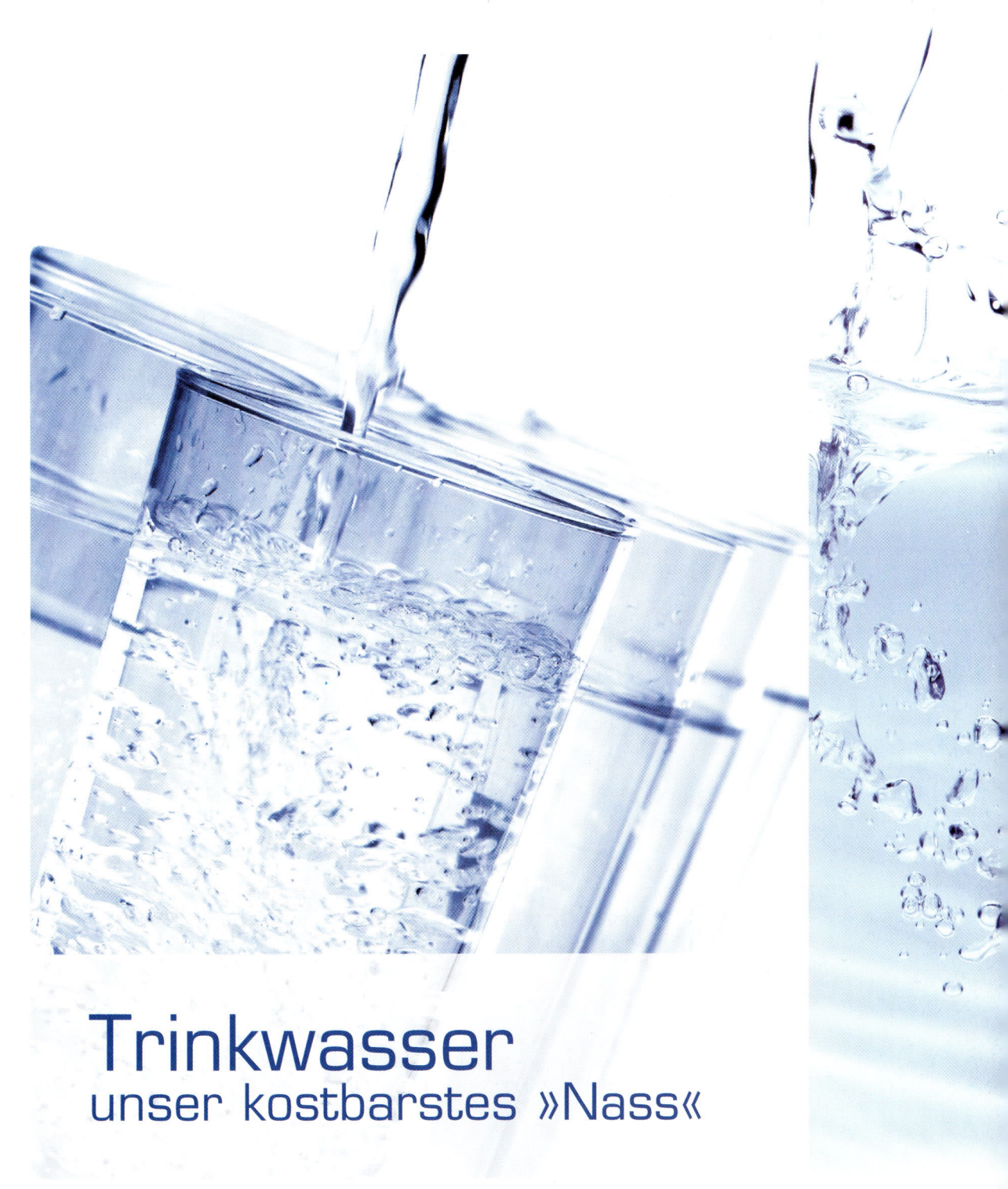

Trinkwasser
unser kostbarstes »Nass«

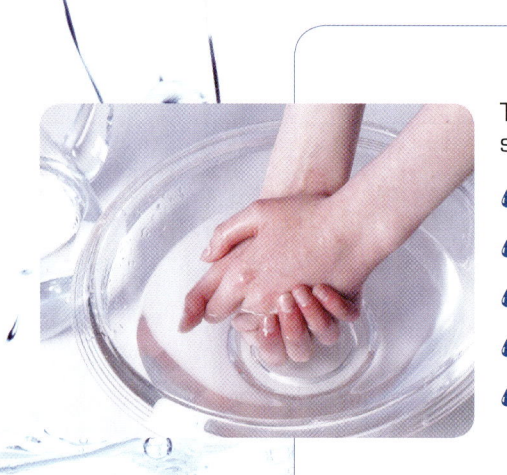

Trinkwasser wird nicht nur zum Trinken verwendet, sondern auch

- für die Zubereitung von Speisen,
- für die Körperpflege,
- zum Wäschewaschen,
- zur Geschirrreinigung,
- zur Pflege der Sanitär- und anderer Lebensbereiche im Haushalt.

Auch für die Lebensmittelindustrie ist Trinkwasser bei der Herstellung vieler Produkte unverzichtbar. Darüber hinaus wird Trinkwasser in anderen Industriezweigen, im Gewerbe und in der Landwirtschaft genutzt.

Qualität des Wassers

Wasser ist nur gesund, wenn auch die Qualität stimmt. Was ist nun eigentlich drinnen in unserem Leitungswasser? Trinkwasser ist Wasser, das in natürlichem Zustand oder nach Aufbereitung

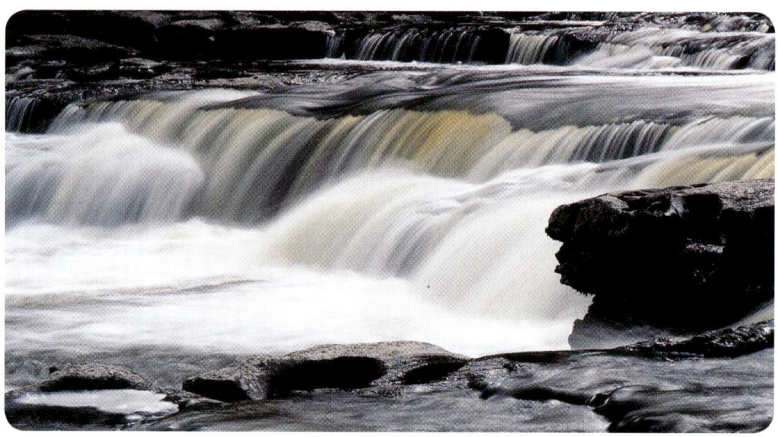

vom Menschen ohne Gefährdung seiner Gesundheit ein Leben lang genossen werden kann und das dem Geruch, Geschmack und dem Aussehen nach einwandfrei ist (Österreichisches Lebensmittelbuch).

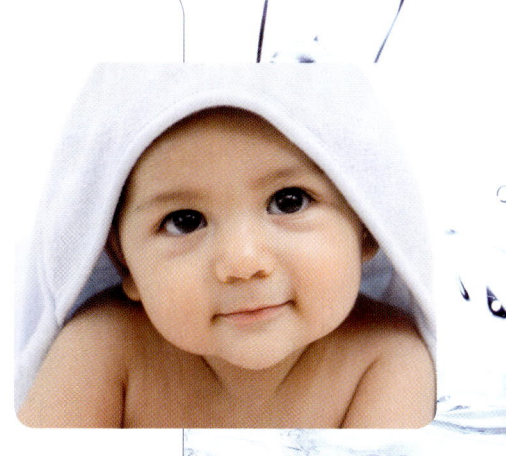

Säuglinge und Kleinkinder nehmen pro Kilogramm Körpergewicht mehr Flüssigkeit auf als Erwachsene. Sie sind generell sensibler. Für einige gefährliche Inhaltsstoffe sind daher zusätzlich zu den Grenzwerten Richtwerte festgelegt. Diese sind zwar nicht verpflichtend, Eltern sollten sich jedoch an diesen nach dem Stand der Wissenschaft unbedenklichen Werten orientieren.

Gesundes Wasser ist geruchs- und geschmacksneutral. Für Geruchs- und Geschmacksveränderungen können Mikroorganismen (z. B. Algen) verantwortlich sein, aber auch gelöste Metalle (z. B. Eisen, Kupfer, Mangan, Zink), zugesetzte Chemikalien (z. B. Chlor) oder Substanzen, die sich von Wasserrohren und -behältern gelöst haben (z. B. Blei). Wenn man solche Veränderungen seines Wasser feststellt, sollte es umgehend überprüft werden. Wasserwerke, Bürgermeister und Amtsarzt müssen Auskunft über die Qualität des Trinkwassers geben.

Welche Stoffe können unser Trinkwasser verunreinigen?

Wenn Grundwasser mit menschlichen oder tierischen Fäkalien verschmutzt wird, können auch krankheitserregende Bakterien und Viren ins Wasser gelangen. Ursachen für diese Verschmutzungen können eine undichte Senkgrube, lecke Abwasserkanäle oder die Auswaschung von Gülle ins Grundwasser sein.

Chlorid

Durch Verwitterung kann Chlorid ins Grundwasser gelangen. Der natürliche Gehalt kann aber auch durch Salzstreuung im Winter, Industrieabwässer und undichte Deponien stark ansteigen.

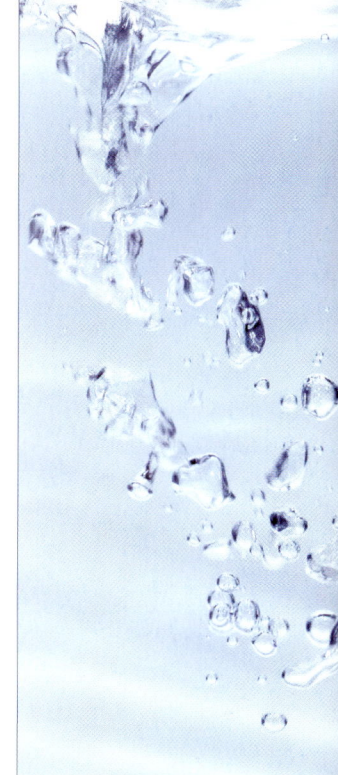

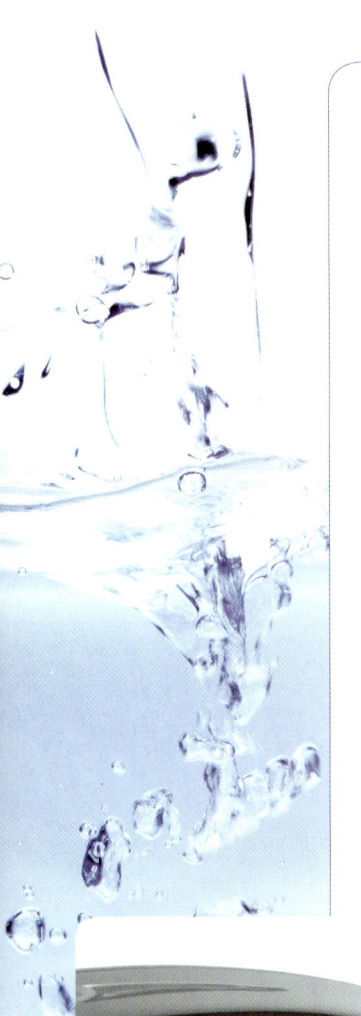

Zusätzlich wird Chlorid zur Desinfektion (Bekämpfung von Mikroorganismen) verwendet. – Da sich Chlorid mit Metallteilchen aus Wasserrohren verbindet, erhöht sich auch der Gehalt des Wassers an eventuell krankheitserregenden Metallen.

Es kann auch die Korrosion von Metallrohren beschleunigen. Über die Langzeitwirkung von Chlorid ist noch wenig bekannt.

Aluminium:

Aluminium kommt im Trinkwasser natürlich vor. Bei der Wasser-aufbereitung werden ebenfalls Aluminiumsalze eingesetzt. Gemein-sam mit Eisen kann Aluminium das Wasser bräunlich färben.

Eisen:

Durch zu viel Nitrat im Wasser oder niedrigen Grundwasserspiegel kann der Eisengehalt des Wassers ansteigen. Ist zu viel Eisen im Wasser, kann sich der Geschmack verändern, Wäsche und sanitäre Einrichtungen können Eisenflecken bekommen und das Wasser kann sich bräunlich färben.

Ammonium:

In geringen Mengen kommt Ammonium natürlich vor. Wenn Fäkalien oder Düngemittel ins Grundwasser gelangen, kann der Ammoniumgehalt aber stark ansteigen.

Bei erhöhtem Ammoniumgehalt schmeckt und riecht das Wasser schlecht und kann auch die Gesundheit belasten. Zu viel Ammonium kann nämlich das Ansteigen des krebsverdächtigen Nitrits in Trinkwasserleitungen bewirken. Erhöhte Ammoniumwerte deuten auf eine Verschmutzung des Wassers mit Fäkalien hin.

Zu viel Ammonium vermindert die Wirkung von Chlor-Desinfektionsmittel. Es müssen daher höhere Mengen Chlor verwendet werden.

Nitrat und Nitrit:

Bei der Humusbildung und beim Abbau stickstoffhaltiger Dünge-mittel entsteht Nitrat im Boden. Nitrat und Nitrit gelangen durch Nahrungsmittel und Trinkwasser in den menschlichen Körper. (Spi-nat und Kopfsalat enthalten, vor allem wenn sie aus dem Glashaus kommen, besonders hohe Nitratbelastungen. Langes Warmhalten oder Wiedererwärmen kann die Nitratwerte ebenfalls stark erhö-hen.) Besonders gefährlich ist Nitrat für Säuglinge.

Nitrit vermindert den Sauerstofftransport im Blut. Das kann zu Entwicklungsstörungen im Gehirn und im schlimmsten Fall zum Tod durch Ersticken führen. Für Erwachsene liegt die Gefahr vor allem in der Langzeitwirkung: Zusammen mit anderen Stoffen bilden sich krebserregende Nitrosamine.

Die Nitratmittelwerte der öffentlichen Wasserversorgung sind im Allgemeinen zufrieden stellend, können aber in Einzelfällen doch erheblich höher liegen.

Mittelwerte in Österreich:

Niederösterreich, Oberösterreich und Burgenland etwa 24 mg/l

Steiermark und Kärnten etwa 10 bis 14 mg/l

Die Bundesländer mit den besten Mittelwerten sind Wien mit 4,7 mg/l, Vorarlberg mit 3,9 mg/l und Tirol mit 2,25 mg/l.

Die Situation bei den Hausbrunnen sieht weniger gut aus. Es herrscht ein starkes Ost-West-Gefälle:

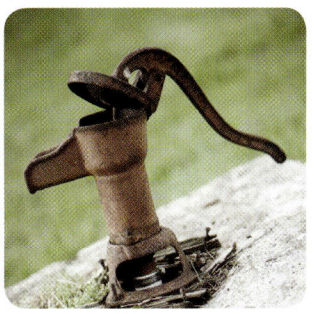

Wien	69 mg/l
Burgenland	62 mg/l
Niederösterreich	56 mg/l
Salzburg	5 mg/l
Tirol	4 mg/l
Vorarlberg	6 mg/l.

Grund für diese Misere im Osten ist zu viel Chemie in der Landwirt-schaft, deren Folgen sich fatal auswirken.

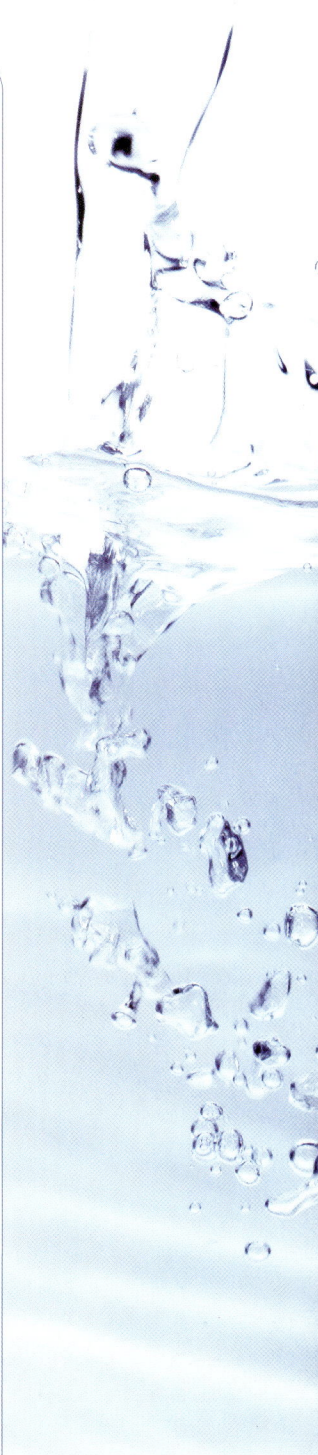

Pestizide:

In der konventionellen Landwirtschaft werden Pestizide zur Abtötung von schädlichen Insekten und Unkraut eingesetzt. Pestizide gelangen dann durch Auswaschung ins Grundwasser, reichern sich im Grundwasser an und können krebserregend, erbgut- und gehirnschädigend wirken. Neue Studien zeigen auch hormonelle Veränderungen im Organismus.

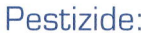

Sulfat:

Düngemittel, Seifen und Pestizide enthalten Sulfat. Aluminiumsulfat wird außerdem zur Wasseraufbereitung verwendet. Sulfat ist zwar nicht gefährlich, kann aber die Korrosion von Wasserrohren und -leitungen verstärken. Bei hohen Sulfatwerten schmeckt das Wasser schlecht.

Nitrat, Nitrit und andere Schadstoffe gefährden also unser kostbares Trinkwasser. Nur der Umstieg auf biologische Landwirtschaft kann auf Dauer unser Wasser vor diesen Belastungen schützen.

Grundsätze der EU-Wasserrahmenrichtlinie

Integrierter Ansatz
Oberflächenwasser und Grundwasser
qualitativ und quantitativ
ökologische und ökonomische Betrachtungsweise
Oberflächengewässer   Ziel guter ökologischer und
                           guter chemischer Zustand
Grundwasser   Ziel guter mengenmäßiger und
                           guter chemischer Zustand

Kombinierter Ansatz
Emissionsgrenzwerte und Imissionsgrenzwerte

Flussgebiet
es wird das Einzugsgebiet betrachtet

Ökonomischer Ansatz
Kostendeckung

Fristen
Erfassung 4 Jahre / guter Zustand 15 Jahre

Öffentlichkeitsarbeit

Quelle:
HR Dipl.-Ing. Martin Weiß
Landeswasserbauamt Bregenz

Jeder Einzelne kann dazu beitragen, dass wir auch in Zukunft sauberes Wasser zur Verfügung haben, z. B. indem er verstärkt Bioprodukte kauft. Schonender Einsatz von Waschmitteln kann ebenfalls helfen, die Qualität des Trinkwassers zu erhalten. »Jeder Mensch hat die Pflicht, zum Wohl der Allgemeinheit Wasser sparsam und mit Sorgfalt zu verwenden!« Dieser vernünftige Satz steht in der Wassercharta des Europarates. Aber kaum jemand hält sich auch daran.

Wasser ist eine europäische Angelegenheit

Die Qualität unseres Trinkwassers ist nicht nur von unseren regionalen Quellen und Brunnen, von regionalen Verordnungen und Rechten abhängig, sondern die Wasserqualität ist in einem großen europäischen Zusammenhang zu sehen, neu geregelt in der europäischen Wasserrahmenrichtlinie, die den Rahmen des traditionellen nationalen und rechtlichen Denkens sprengt und sozialwissenschaftliche und ökonomische Fragen einbezieht. Die europäische Wasserrahmenrichtlinie fordert die Erstellung eines einheitlichen Flussgebietsplanes für nationale und internationale Flussgebietseinheiten innerhalb von 3 Jahren und die Erreichung einer guten Wasserqualität innerhalb von 15 Jahren.

Die Notwendigkeit eines solchen überregionalen Planes ist klar, haben doch alle lokalen Parameter, wie Reinheit des Wassers, Wassertiefe, bauliche Maßnahmen, eine größere Entnahme von Wasser oder die Verbreiterung eines Flusslaufes auch Auswirkungen auf das ganze Flussgebiet. Ein einheitlicher internationaler Flussgebietsplan erfordert ein hohes Maß an nationaler und internationaler Koordinierung und die Benennung von behördlichen Zuständigkeiten von Mitgliedsstaaten der EU, Bund, Ländern, Kreisen, Kommunen. Schon im lokalen Bereich einer Kommune ist es sehr schwierig, die Interessen von Industrie, Arbeitsplatzsicherheit und Umwelterfordernis, alte verbriefte Rechte und die Vorschriften des Wasserbauamtes in Einklang zu bringen – um wie viel schwieriger ist dieses Unterfangen europaweit!

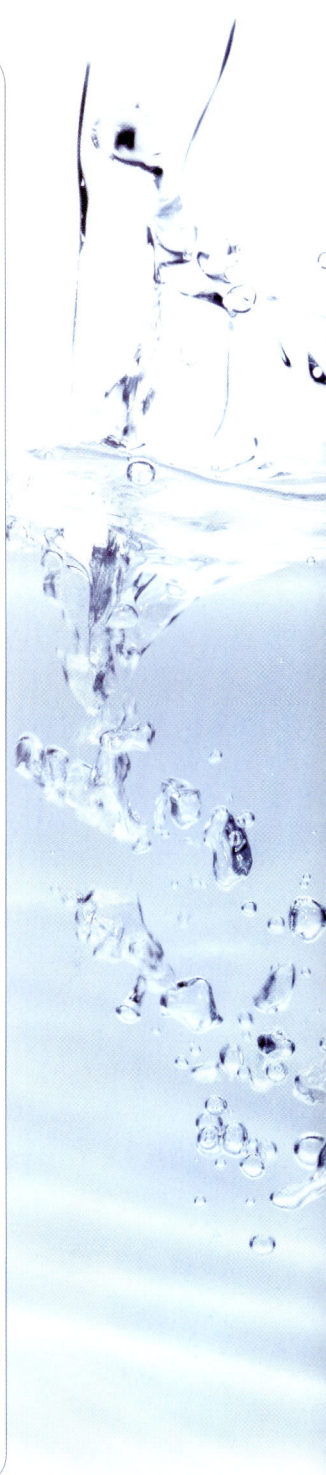

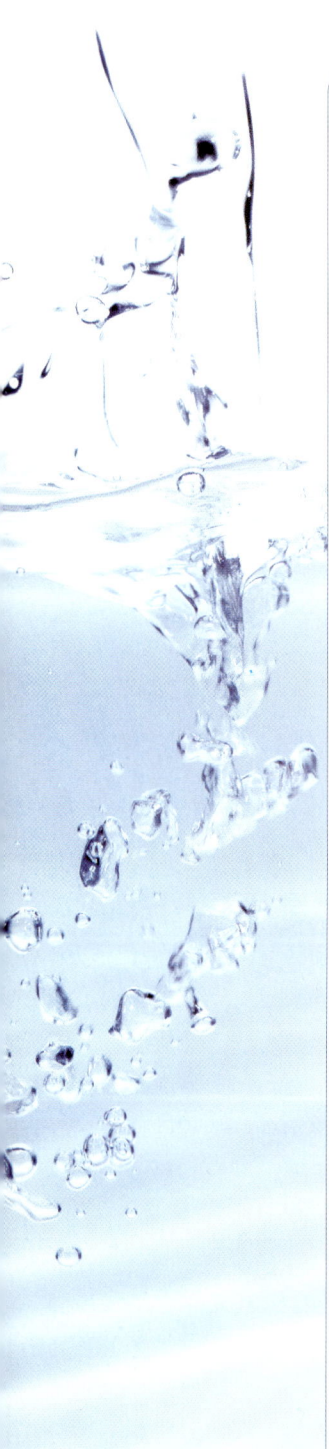

Die größte Schwierigkeit besteht darin, dass die Wasserwirtschaftsverwaltung bisher an politische Verwaltungsgrenzen gebunden war und in Zukunft in Flussgebieten gedacht wird – man überlege nur, wie viele Verwaltungsgrenzen etwa die Donau durchfließt! Die internationale Zusammenarbeit auf diesem Gebiet und auch Möglichkeiten für Konfliktlösungen müssen erst erarbeitet und dann in Staatsverträgen besiegelt werden, bis dahin ist noch ein weiter Weg.

Wie wichtig das ist, zeigt der große Erfolg in der Sanierung des Rheins, den die internationale Koordinierung des Gewässerschutzes im Rheineinzugsgebiet zu verzeichnen hat. Im Rheingebiet hat diese schon eine lange Tradition, 4 Kommissionen überwachen den Rhein vom Ursprung bis zur Mündung.

Vor allem für alle Fragen der Gewässerbewertung muss eine einheitliche Vorgehensweise sicher gestellt werden, um die Vergleichbarkeit bei der Feststellung eines Sanierungsbedarfs zu gewährleisten. Bei der Umsetzung der Wasserrahmenrichtlinie werden die Sanierung der Gewässerbelastungen durch diffuse Quellen und die Verbesserung der oberirdischen Gewässerstrukturen den größten materiellen Aufwand verursachen.

In Bezug auf unsere Trinkwasserqualität birgt diese europäische Richtlinie die große Chance, dass auch unsere Kinder und Kindeskinder sauberes Wasser zur Verfügung haben – und das ist eine der wichtigsten Voraussetzungen für die Gesundheit.

Zukünftige Schwerpunkte

Wasser ist Naturgut

Erfassung des Zustandes und ständige Beobachtung

Verbesserung der Gewässergüte und -struktur

Frühzeitige Durchführung von Kosten-Wirksamkeitsbetrachtungen

Erstellung von Maßnahmenprogrammen

Verstärkte Einbeziehung der Öffentlichkeit

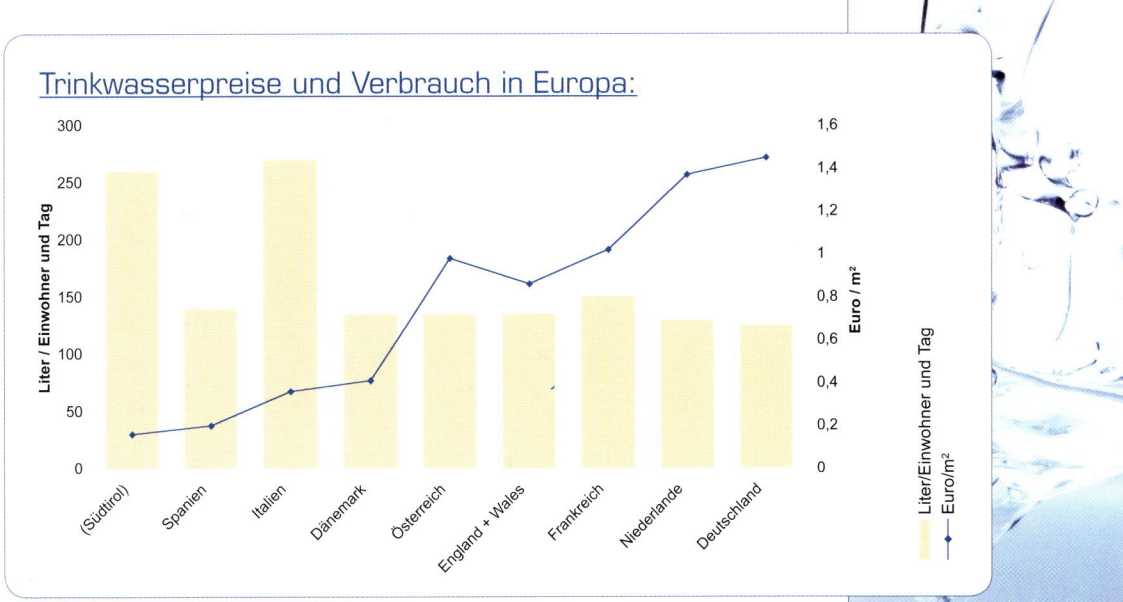

Trinkwasserpreise und Verbrauch in Europa:

Liter / Einwohner und Tag — Euro / m²

Kategorien: (Südtirol), Spanien, Italien, Dänemark, Österreich, England + Wales, Frankreich, Niederlande, Deutschland

Legende:
- Liter/Einwohner und Tag
- Euro/m²

Etwa 150 Liter Wasser brauchen wir täglich:

Baden und Duschen	55 Liter
WC-Spülung	32 Liter
Wäsche waschen	etwa 25 Liter
Körperpflege	10 Liter
Geschirrspüler und Putzen	14 Liter
Trinken und Kochen	bis zu 4 Liter
Garten	bis zu 10 Liter

Diese Aufstellung zeigt, dass wir den größten Teil unseres kostbaren Trinkwassers gar nicht zum Trinken verwenden. Im Übrigen sind auch die Wasserpreise sehr unterschiedlich.
In Österreich liegen Verbrauch und Preise – europäisch gesehen – im Mittelfeld!

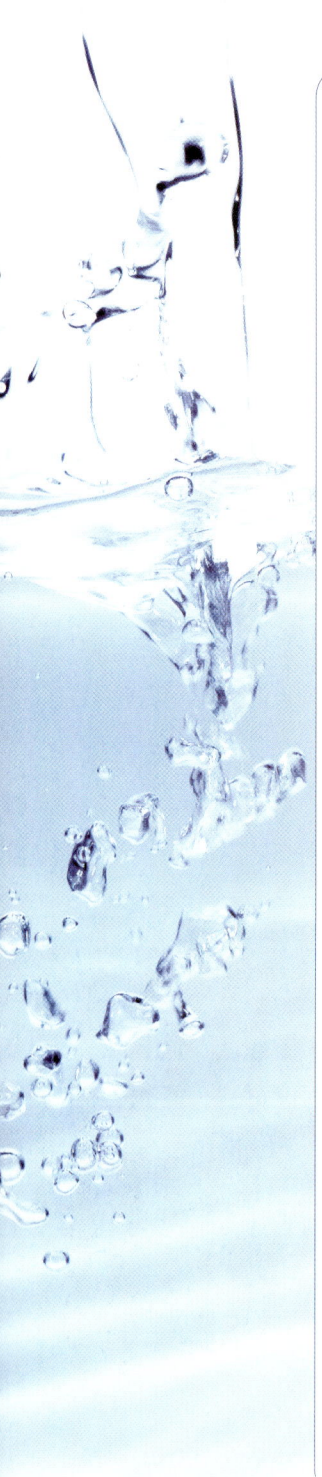

Und so können Sie mit Wasser sparsamer umgehen:

- ◊ Duschen statt Baden: Für 5 Minuten Duschen braucht man etwa 50 Liter, für ein Wannenbad 180 Liter.

- ◊ Durch einen einzigen tropfenden Wasserhahn können täglich bis zu 130 Liter sinnlos in den Abfluss rinnen.

- ◊ Falls Sie eine neue Toilette planen, wählen Sie unbedingt einen Wassersparspülkasten.

- ◊ Benützen Sie Ihre Waschmaschine und den Geschirrspüler nur, wenn sie voll sind oder verwenden Sie die Spartaste.

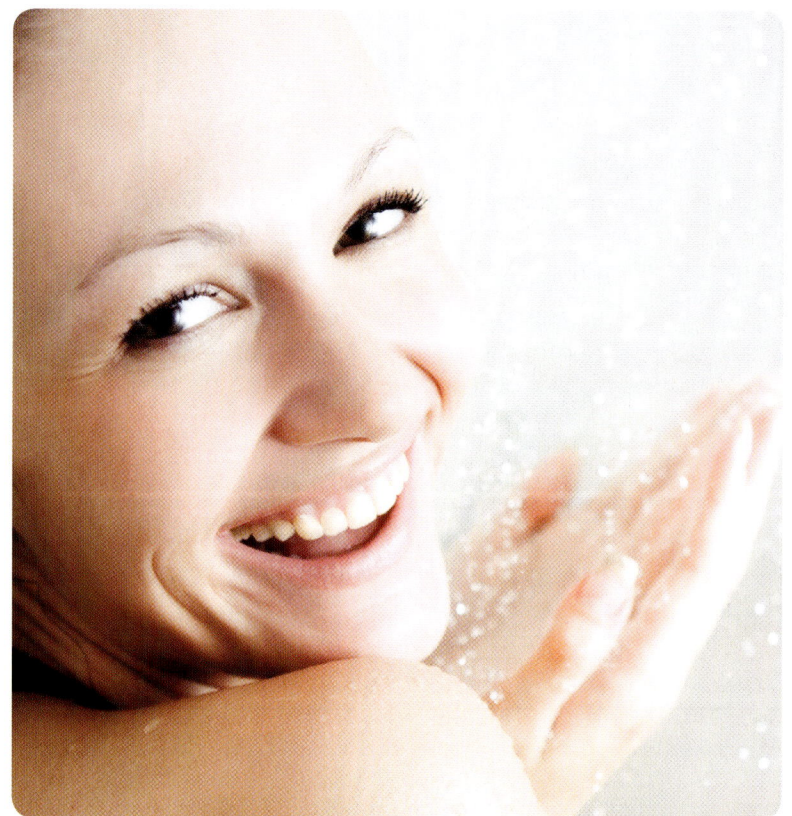

Die Ziele des WWF
(World Wide Fund for Nature) sind:

1. Alle Menschen müssen regelmäßig über die Qualität des Trinkwassers informiert werden.

2. Weniger Pestizide in der Landwirtschaft, stattdessen Grundwasser schonende Düngung.

3. Die biologische Vielfalt und die ökologische Funktionsfähigkeit der Fließgewässer in den Feuchtgebieten in Europa müssen erhalten werden.

Woher kommt unser Wasser?

Über 85 Prozent der Österreicher beziehen Trinkwasser von etwa 6.000 öffentlichen Wasserversorgern. Nur 15 Prozent sind »Selbstversorger«.

Wasser aus öffentlichen Anlagen muss mindestens einmal jährlich, bei hoher Wasserabgabe auch bis zu einmal monatlich, von Lebensmittelaufsichtsorganen überwacht und überprüft werden.

Wer sein Wasser hingegen aus eigenen Brunnen bezieht, muss sich selbst um die Untersuchung kümmern.

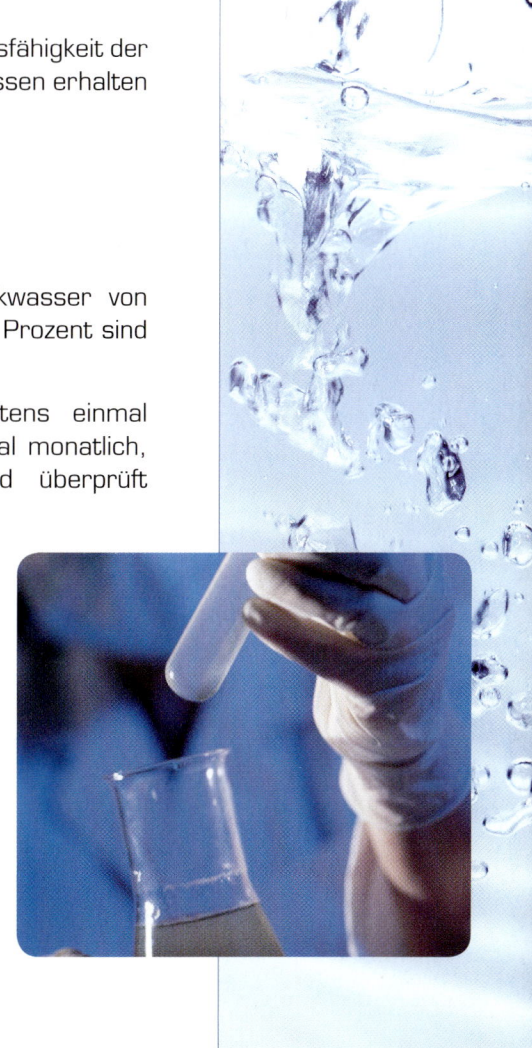

Informationen erhalten Sie bei den Amtsärzten, in den Bezirkshauptmannschaften oder Magistratsämtern und bei den Landesregierungen. Außerdem auch beim Umweltverband WWF Österreich, Ottakringerstr. 114 bis 116, 1160 Wien.

Die Wasserversorgungsunternehmen sammeln das Wasser in Quellstuben und bringen es von dort über das Rohrnetz ins Versorgungsgebiet. Österreichisches Trinkwasser wird etwa zur Hälfte aus Grundwasser, zu 49 Prozent aus Quellwasser und zu etwa 1 Prozent aus Oberflächenwasser gewonnen.

Grundwasser ist damit unser wichtigster Trinkwasservorrat. Es ist reines Wasser, das tief im Boden die Hohlräume zwischen den Gesteinsschichten ausfüllt und manchmal riesige unterirdische Seen bildet.

Damit sind wir im Vorteil gegenüber anderen Ländern. In Deutschland etwa wird das Trinkwasser zu einem weitaus größeren Teil aus Seen und Flüssen gewonnen und immer wieder aufbereitet.

Unser Grundwasser wird mit Bohrmaschinen aufgeschlossen. Bevor es an die Haushalte abgegeben werden darf, muss es auf seine Qualität geprüft und nötigenfalls desinfiziert und gefiltert werden.

Wenn Sie selbst einen Brunnen besitzen, sind Sie für die Qualität des Trinkwassers verantwortlich. Im Interesse Ihrer Gesundheit sollten Sie daher eine regelmäßige Überprüfung Ihres Brunnens und Ihres Wassers durchführen lassen. Am besten wäre dies jährlich nach der Schneeschmelze.

Die Trinkwasseruntersuchung wird umso teurer, je mehr Inhaltsstoffe Sie überprüfen lassen. Beratung, welche Untersuchungen im Einzelfall notwendig sind, erhalten Sie von Ihrem Gemeindearzt. Nicht überall muss alles überprüft werden, ein Mindestmaß ist jedoch unbedingt notwendig.

Sehr oft ist eine eventuelle Verunreinigung hausgemacht: Bauliche und technische Mängel sind eine Hauptursache für ungesundes Brunnenwasser. Lassen Sie Ihren Brunnen nur von Fachleuten bauen und zumindest alle fünf Jahre kontrollieren.

Weitere Verschmutzungen des Grundwassers können durch Nitrate und Pestizide aus der Landwirtschaft, undichte Senkgruben und Kanalleitungen oder Deponien entstehen.

Wenn Sie Verunreinigungen festgestellt haben, sollten Sie in der Sanierungszeit auf jeden Fall auf Mineral- oder Tafelwasser umsteigen, vor allem wenn Kleinkinder im Haushalt wohnen.

Das Abkochen des Wassers tötet zwar Bakterien ab, beseitigt aber nicht alle chemischen Verunreinigungen (z. B. Nitrat).

Zur Beseitigung von baulichen Mängeln und zur Desinfektion wenden Sie sich an ein dazu befugtes Brunnenbauunternehmen. Für Informationen stehen Ihnen die jeweiligen Landesinnungen der Bauhilfsgewerbe im Rahmen der Wirtschaftskammer zur Verfügung. Zusätzlich führt die Umweltberatung Österreich Brunnenuntersuchungen und -sanierungen in Niederösterreich durch.

Informationen erhalten Sie bei:

Die Umweltberatung Niederösterreich Süd
Bahngasse 46, 2700 Wiener Neustadt
Tel. (0 26 22) 2 69 50
Montag, Dienstag, Mittwoch 9 – 13 Uhr, 14 – 16 Uhr,
Freitag 9 – 13 Uhr.

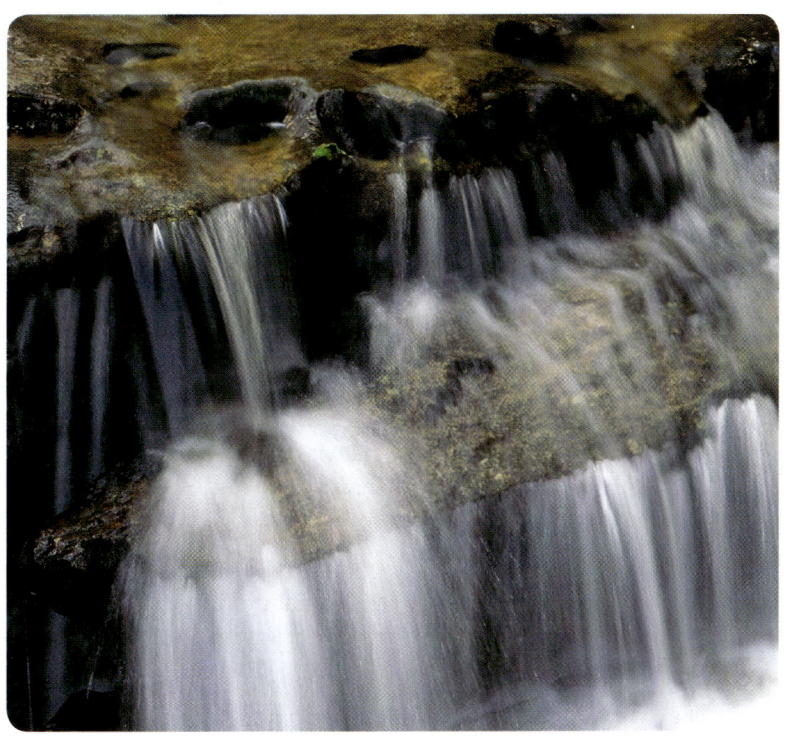

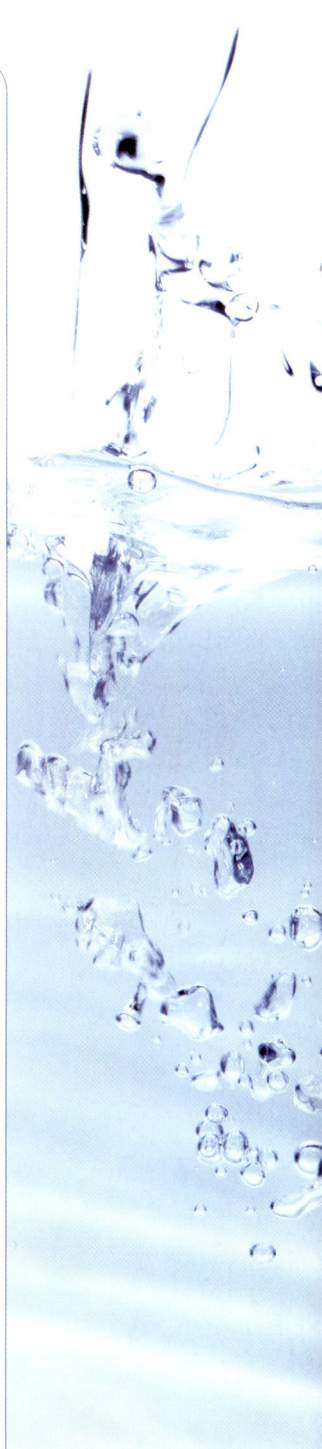

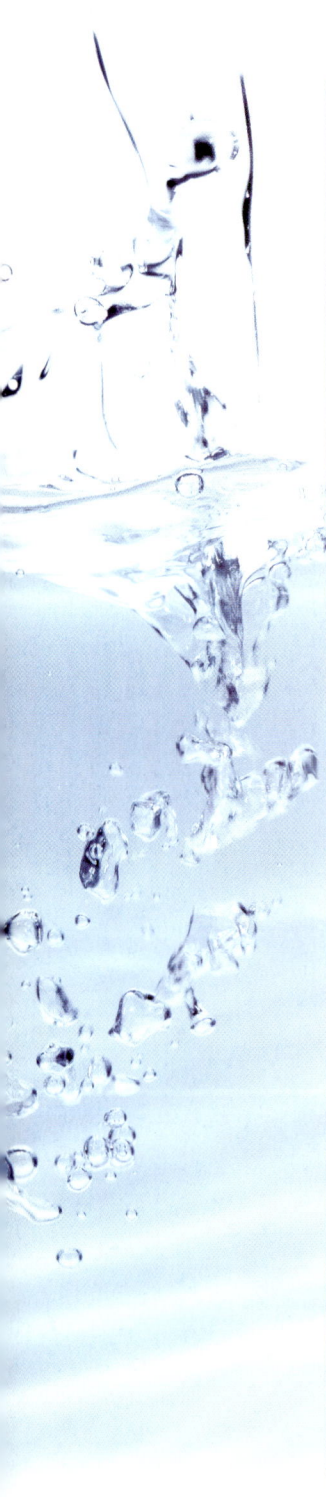

Wasseraufbereitungsanlagen

Der Naturforscher und Erfinder Johann Grander erfand eine Methode, durch die es möglich sein soll, die Energie- und Informationseigenschaften von Wasser zu stärken und es dadurch biologisch wertvoller zu machen. Die Grander-Technologie soll »auf dem Prinzip der Informationsübertragung«, ähnlich dem homöopathischen Prinzip, beruhen. Nach Johann Grander lassen sich die Eigenschaften dieses »belebten Wassers« auf jedes Wasser übertragen. Die Belebung soll mit Geräten erfolgen, die mit Grander-Informationswasser gefüllt sind und die entweder in die Wasserleitung eingebaut oder direkt in das Wasser eingetaucht werden. Der Nutzen soll dahingestellt sein, negative Auswirkungen sind aber nicht zu befürchten.

Viele andere private Wasseraufbereitungsanlagen schaden aber mehr, laut mehrerer Konsumentenschutzorganisationen, als Sie nützen. Viele Geräte arbeiteten nicht zufrieden stellend:

- Die Nitratausscheidung lag unter dem nötigen Ausmaß, stattdessen kam es zu einer Verkeimung des Trinkwassers.
- Pestizide und andere gefährliche Stoffe lassen sich überhaupt nur sehr schwer nachträglich aus dem Trinkwasser entfernen.
- Laut ÖNORM ist erst über 18 deutschen Härtegraden eine Enthärtungsanlage zu empfehlen.

Der WWF empfiehlt deshalb bei schlechter Wasserqualität einen kurzfristigen Umstieg auf Mineralwasser und einen politischen Druck auf lokale Behörden.

Weitere Informationen erhalten Sie bei:

VKI Verein für Konsumenteninformation, Mariahilfer Straße 81, A-1060 Wien, Tel. (01) 58 87 70.

Stiftung Warentest, Lützowplatz 11-13, D-10785 Berlin, Tel. (0 30) 26 31-0.

Wasser und Härtegrade

Wasserhärte ist ein Maß für den Kalkgehalt des Wassers. Sie wird von Kalzium- und Magnesiumsalzen verursacht. Die Wasserhärte wird in Härtegraden angegeben. Ein deutscher Härtegrad entspricht einem Gehalt von 10 mg Kalziumoxid pro Liter Wasser. Insbesondere sehr hartes Wasser führt zu Kalkablagerungen bei der Warmwasserbereitung (Kesselstein). Es erhöht den Energieverbrauch und vermindert die Waschkraft von Reinigungsmitteln auf Seifenbasis.

Bei der Zubereitung von Kaffee eignet sich mittelhartes Wasser. Tee schmeckt am besten mit weichem Wasser.

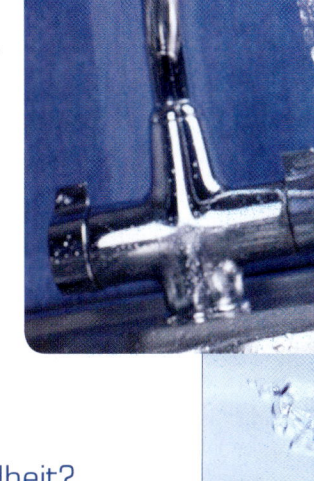

Härtegrade:		
0 – 4:	sehr weich
4 – 8:	weich
8 – 12:	mittelhart
12 – 18:	ziemlich hart
18 – 30:	hart
über 30:	sehr hart

Wie wirkt die Wasserhärte auf die Gesundheit?

Sehr weiches Wasser steht im Verdacht, Herz- und Gefäßerkrankungen sowie einzelne Krebsarten zu begünstigen.

Weiches Wasser beschleunigt auch die Korrosion in Wasserleitungen. Dadurch steigt auch der Gehalt von Schwermetallen wie Cadmium, Kupfer, Blei und Zink im Trinkwasser.

Hartes Wasser kann Kalkablagerungen in Geräten bewirken und die Waschkraft von Reinigungsmitteln senken. Ist Ihr Wasser ziemlich hart oder hart, sollten Sie bei der Warmwasserbereitung die Temperatur nur knapp über 60 °C einstellen. Dadurch können Sie die Gefahr von Kalkablagerungen im Boiler oder Durchlauferhitzer verringern.

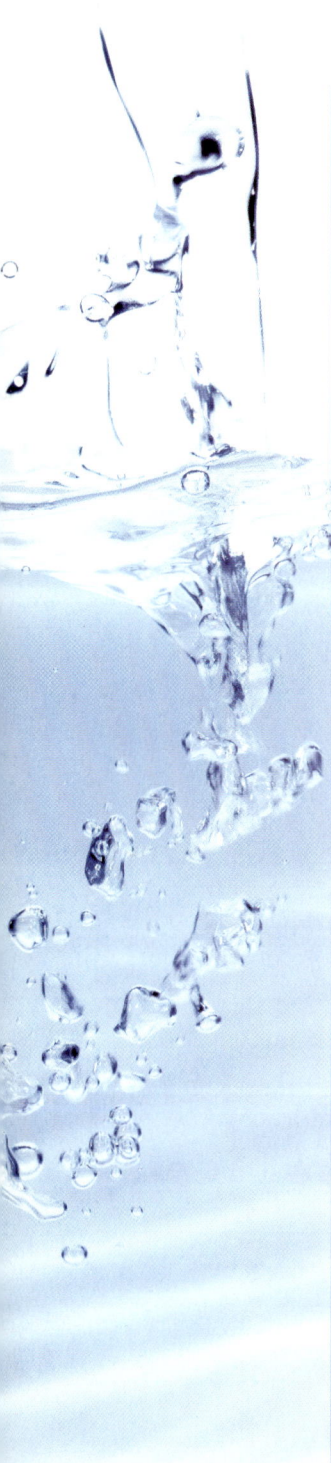

Eine eigene Entkalkungsanlage ist erst ab einem Härtegrad von über 18 zu überlegen. Laut Konsument 12/99 zeigen die meisten konventionellen Wasserbehandler im Praxistest keine Wirkung. Nur zwei Anlagen mit Filtersystem – AQA total und Maitron Catalysator W 512 – können Kalkablagerungen im Speicher verhindern.

Bei jenen Geräten, die mit Granulat- oder Filtermedien arbeiten, kann es zu erhöhter Belastung durch Keime und Schwermetalle kommen. Diese bauartbedingten Schwächen treten nur bei längeren Stillstandzeiten auf. Nach längerer Abwesenheit (Urlaub) sollte man bei Geräten dieses Typs das Wasser etwa fünf Minuten rinnen lassen. Unbedingt sollte man sich an die empfohlene Austauschzeit für das Granulat halten.

Hartes Wasser ist kein Zeichen schlechter Trinkwasserqualität, eher im Gegenteil. Natürliches Wasser (Quellwasser oder Grundwasser) ist in der Regel reich an Mineralstoffen. Und dazu gehören vor allem Kalzium- und Magnesium-Ionen, die leider auch die Härte des Wassers ausmachen.

Messstellen für Trinkwasser

Amtliche Messungen führen folgende Stellen durch:

Für Wien, nördl. Burgenland und Niederösterreich

Bundesanstalt für Lebensmitteluntersuchung und -forschung
Kinderspitalgasse 15
1095 Wien
Tel. (01) 4 04 90-0
Die Probe wird vom Institut geschöpft.

Für Wien

Klinisches Institut für Hygiene
Kinderspitalgasse 15, 1095 Wien
Tel. (01) 4 04 90-0
Man muss die Probenflaschen vom Institut
selbst holen und selbst schöpfen.

MA 15, Institut für Umweltmedizin
Feldgasse 9
1082 Wien
Tel. (01) 4 04 13
Die Probe wird vom Institut geschöpft.

Bundesstaatl. Bakteriologisch-serologische Untersuchungsanstalt
Währingerstr. 25 a
1096 Wien
Tel. (01) 4 05 15 57
Die Probe kann entweder selbst oder vom Institut geschöpft werden.

Für Niederösterreich

NÖ Umweltschutzanstalt
Autorisierte Untersuchungsanstalt gem. LMG 75
Südstadtzentrum 4
2344 Maria Enzersdorf
Tel. (0 22 36) 4 45 41
Die Probe wird vom Institut geschöpft, inkl. Lokalaugenschein.

Für Oberösterreich

Bundesstaatl. Bakteriologisch-serologische Untersuchungsanstalt
Derflingerstr. 2
4020 Linz
Tel. (07 32) 78 19 91

Für Kärnten

Lebensmitteluntersuchungsanstalt Kärnten
Lastenstraße 40
9020 Klagenfurt
Tel. (04 63) 3 21 30
Man kann die Probeflasche selbst holen und füllen oder
dies von der Anstalt durchführen lassen.

Bundesstaatl. Bakteriologisch-serologische Untersuchungsanstalt
Krassnigstr. 5
9020 Klagenfurt
Tel. (04 63) 5 55 45
Man kann die Probeflasche selbst holen und schöpfen oder
dies von der Anstalt durchführen lassen.

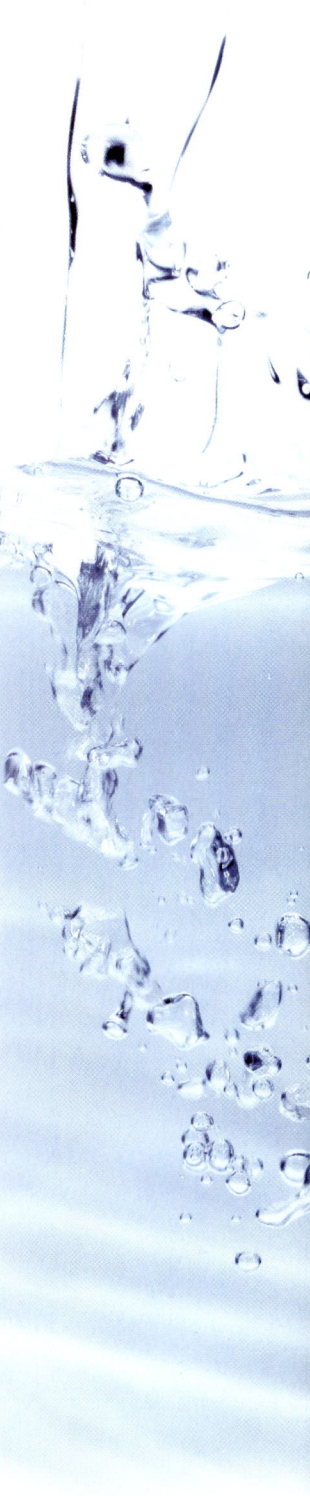

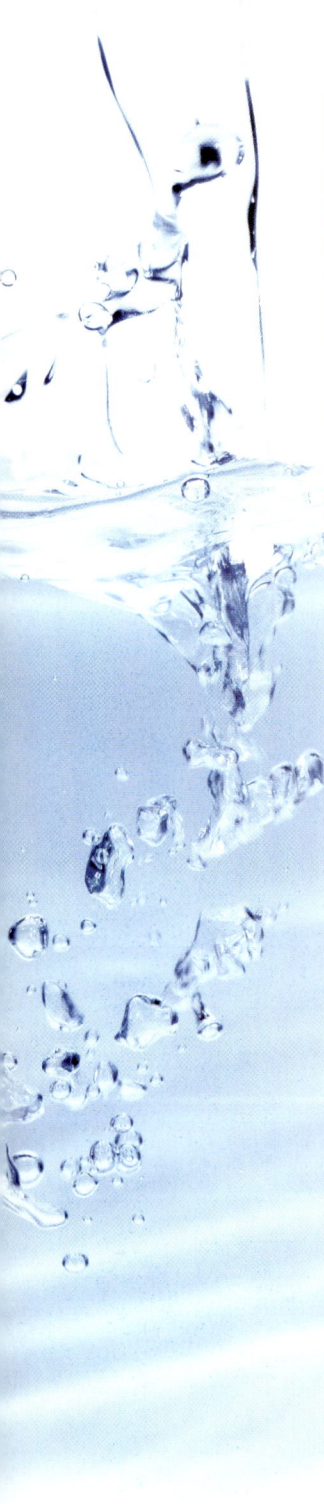

Für Tirol

Institut für Hygiene
Fritz-Preglstr. 3
6020 Innsbruck
Tel. (05 12) 5 07 22 41

Für Vorarlberg

Umweltinstitut des Landes Vorarlberg
Montfortstr. 4
6901 Bregenz
Tel. (0 55 74) 5 11-4 20 99

Für Salzburg

Bundesstaatl. Bakteriologisch-serologische Untersuchungsanstalt
Müllner Hauptstr. 56
5020 Salzburg
Tel. (06 62) 43 54 34

Hydrologische Untersuchungsstelle Salzburg
Lindhofstr. 5
5020 Salzburg
Tel. (06 62) 43 32 57

Für Steiermark, südliches Burgenland

Hygiene-Institut
Universitätsplatz 4
8010 Graz
Tel. (03 16) 3 80 43 60

Bundesanstalt für Lebensmitteluntersuchung
Beethovenstraße 8
8010 Graz
Tel. (03 16) 32 75 88-3 99

Bundesstaatl. Bakteriologisch-serologische Untersuchungsanstalt
Beethovenstr. 6
8010 Graz
Tel. (03 16) 32 16 43-0

Über Preise erkundigen Sie sich am besten direkt
bei der betreffenden Stelle.

In der Schweiz erhalten Sie Informationen über den Schweizerischen Verein des Gas- und Wasserfaches.

Verband der Schweizer Gasindustrie
Information Trinkwasser
Paul Sicher
Grütlistraße 44, PF 658
CH-8027 Zürich
Tel. (01) 2 88 31 31

Eidg. Anstalt für Wasserversorgung, Abwasserreinigung und Gewässerschutz
Ueberlandstraße 133
CH-8600 Dübendorf
Tel. (01) 8 23 55 11

Amt für Umweltschutz des Kantons St. Gallen
Lämmlisbrunnenstraße 54
CH-9001 St. Gallen
Tel. (O 71) 2 29 30 88

Amt für Umwelt
Bahnhofstraße 55
CH-8510 Frauenfeld
Tel. (O 52) 7 24 24 73

Bundesamt für Wasser und Geologie
Ländtestraße 20
CH-2501 Biel
Tel. (O 32) 3 28 87 40

Schweizerischer Verein des Gas- und Wasserfaches
www.Svgw.ch

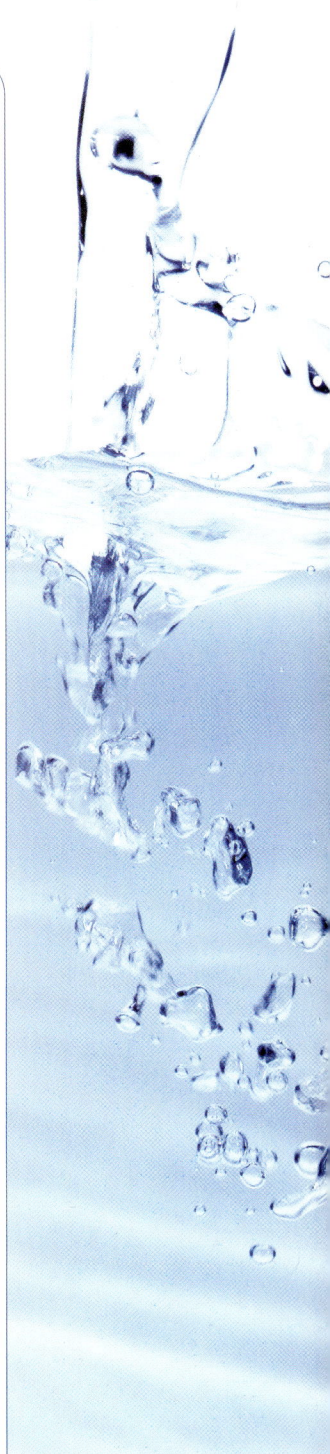

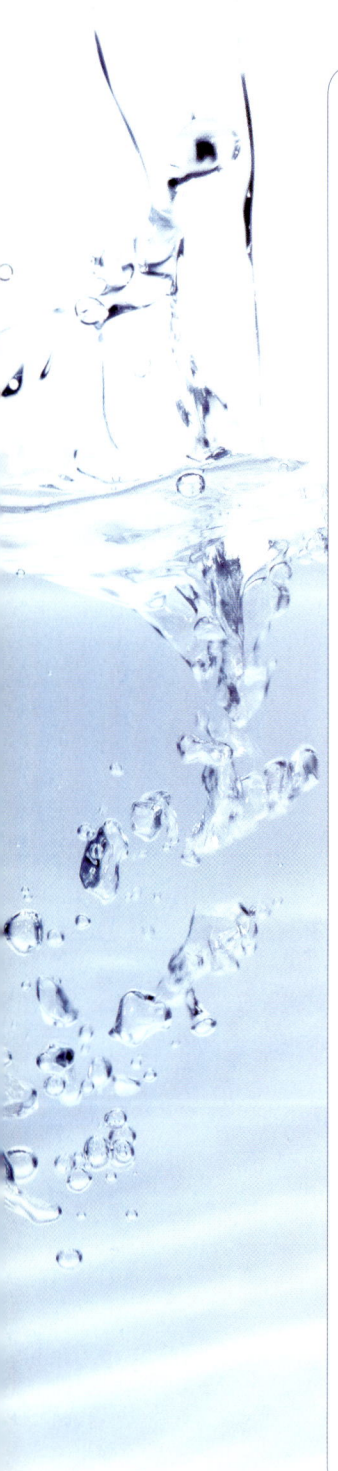

In Deutschland werden die Standards und Kontrollen für Trinkwasser in der Deutschen Trinkwasserverordnung TVO festgeschrieben. Trinkwasser stammt in Deutschland aus unterschiedlichen Ressourcen, deshalb ist seine Zusammensetzung nicht überall gleich.

Informationen finden Sie unter anderem bei:
www.forum-trinkwasser.de

BDEW Bundesverband der Energie- und Wasserwirtschaft e.V.
Reinhardtstr. 32, 10117 Berlin
E-Mail: info@bdew.de
Tel. +49 30 / 300 199-0, Fax DW 3900

Institut für Lebensmittelchemie
Technische Universität Berlin
Sekr. TIB 4/3-1
Gustav-Meyer-Allee 25
13355 Berlin
www.wasseranalytik.de

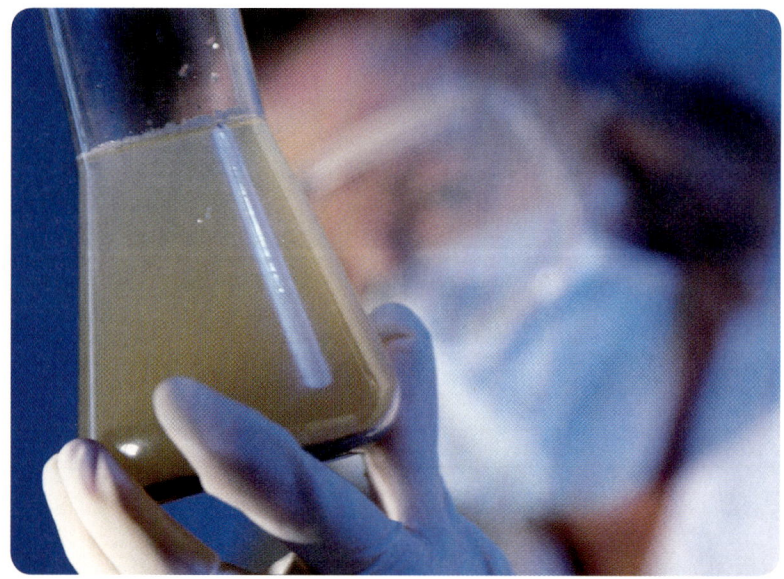

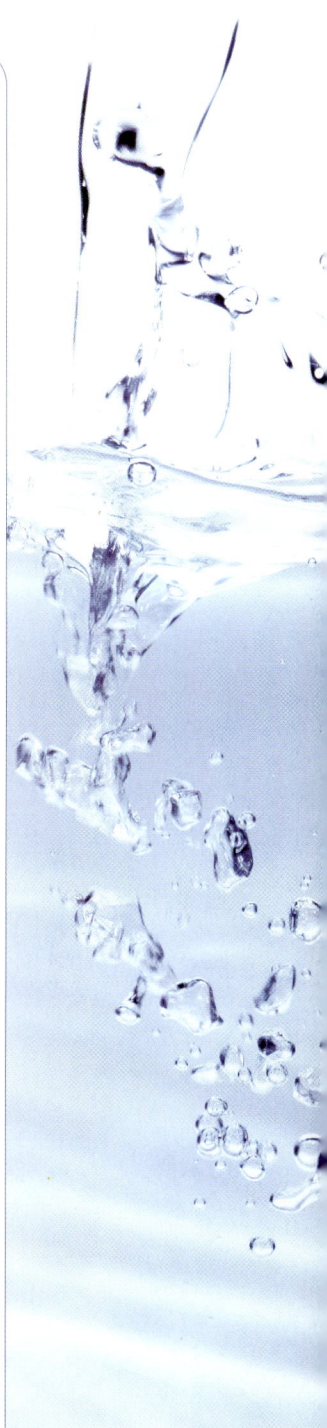

Die Weltbevölkerung wächst –
das Wasser wird knapp

Die Deutsche Stiftung Weltbevölkerung warnt vor den Folgen für die Umwelt: Bevölkerungswachstum und steigender Verbrauch verändern die Welt in bisher unbekanntem Ausmaß. Nach Angaben der DSW hat sich der Süßwasserverbrauch in den vergangenen 70 Jahren versechsfacht. Derzeit werden 54 Prozent des verfügbaren Süßwassers verbraucht. Im Jahr 2025 könnte dieser Anteil schon 70 Prozent ausmachen.

DSW sagt voraus, dass in 50 Jahren wahrscheinlich die Hälfte der Weltbevölkerung in Ländern leben wird, die unter Wasserknappheit oder chronischem Wassermangel leiden.

Eine Besorgnis erregende Statistik zeigt, dass in vielen Ländern nicht alle Menschen Zugang zu sauberem Trinkwasser haben:

In Afghanistan haben z. B. nur 13 Prozent der Bevölkerung sauberes Trinkwasser. In Ruanda sind es überhaupt nur 8 Prozent. In der Volksrepublik China 38 Prozent.

In der Dominikanischen Republik, eines der Lieblingsurlaubsländer vieler Österreicher und Deutscher, haben nur 79 Prozent der Bevölkerung Zugang zu sauberem Trinkwasser, in Kenia 49 Prozent, in Rumänien 58 Prozent, in Peru 77 Prozent, in Marokko 82 Prozent, in der Türkei 83 Prozent und in Mexiko 86 Prozent.

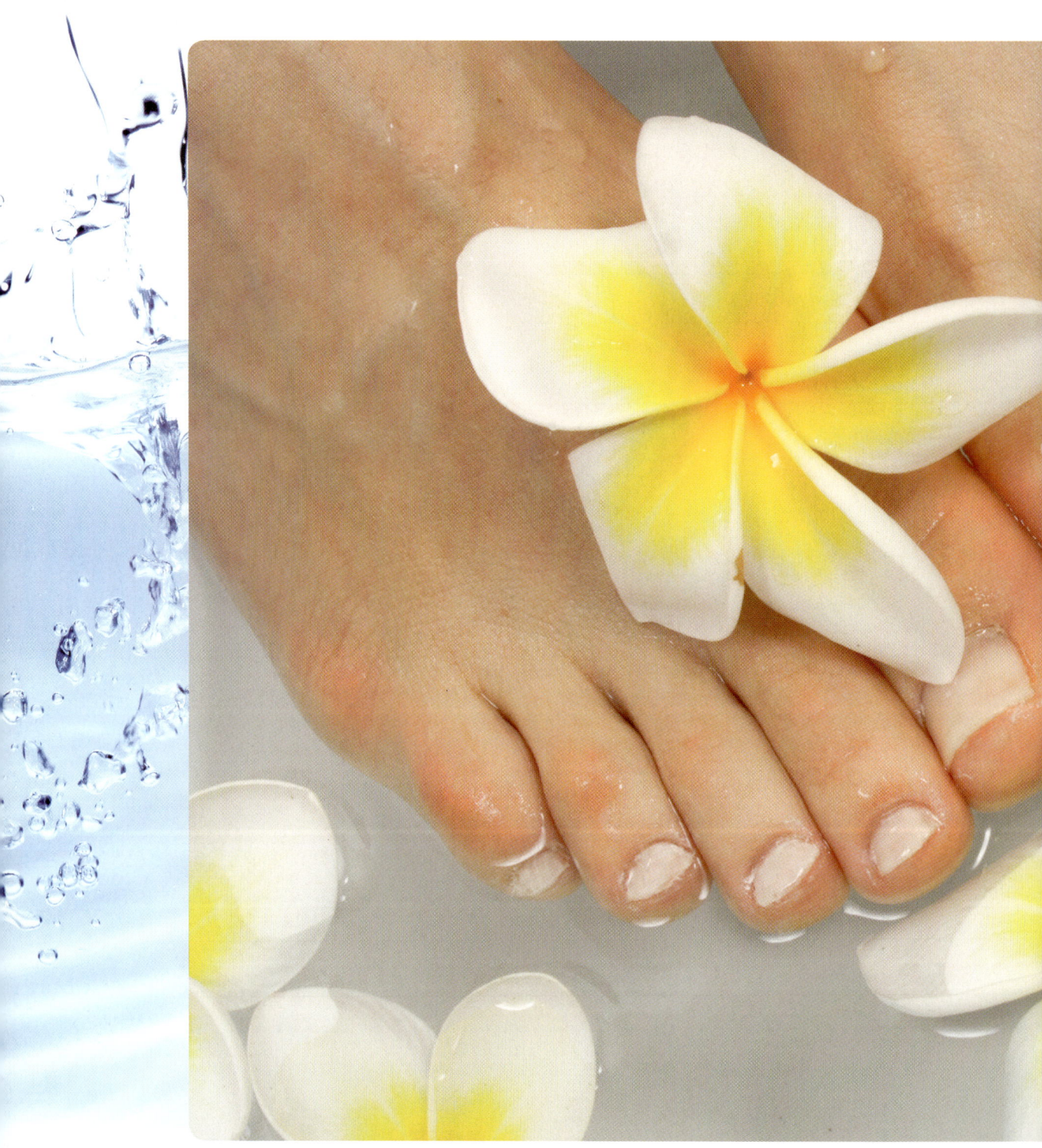

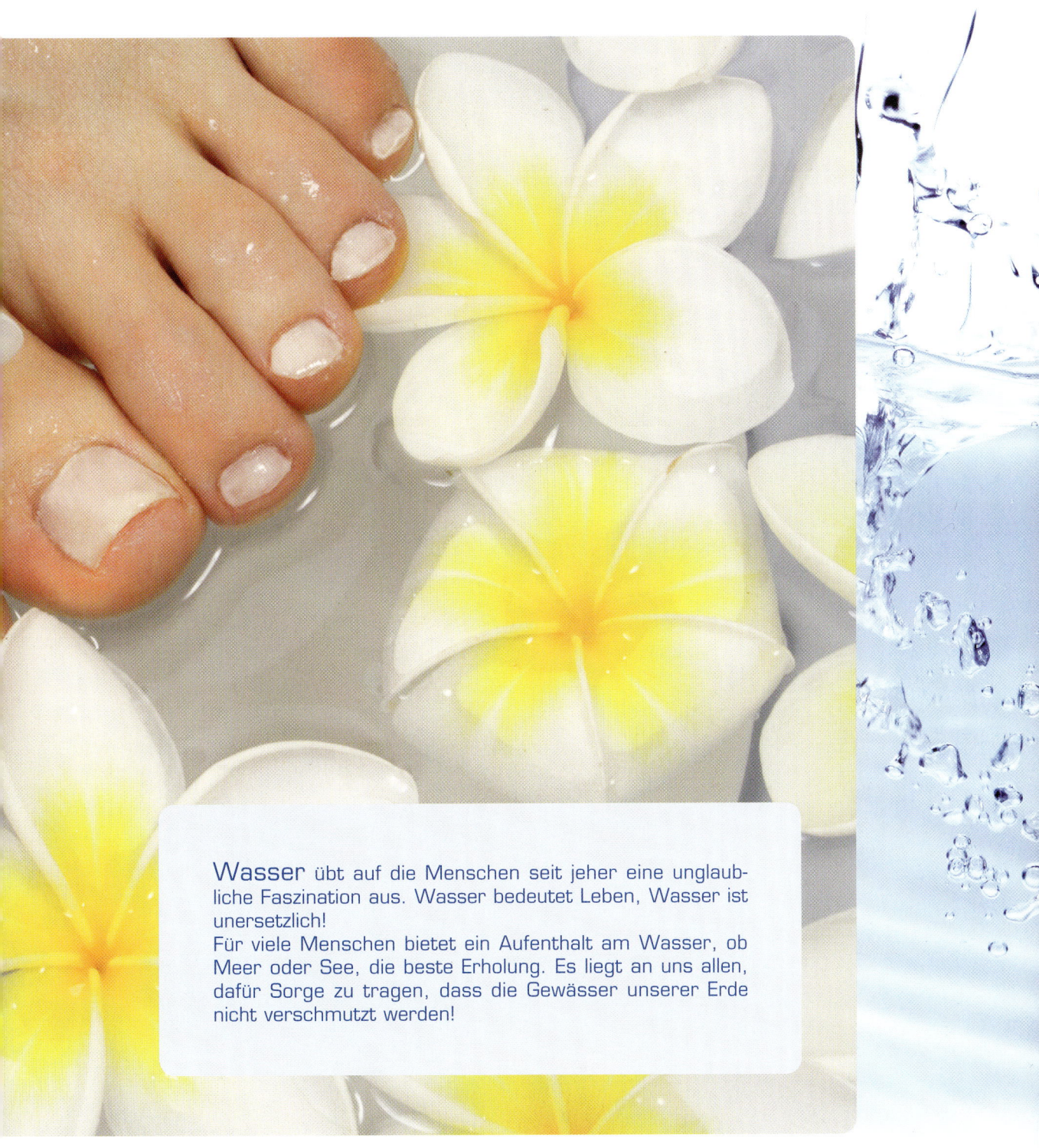

Wasser übt auf die Menschen seit jeher eine unglaubliche Faszination aus. Wasser bedeutet Leben, Wasser ist unersetzlich!
Für viele Menschen bietet ein Aufenthalt am Wasser, ob Meer oder See, die beste Erholung. Es liegt an uns allen, dafür Sorge zu tragen, dass die Gewässer unserer Erde nicht verschmutzt werden!

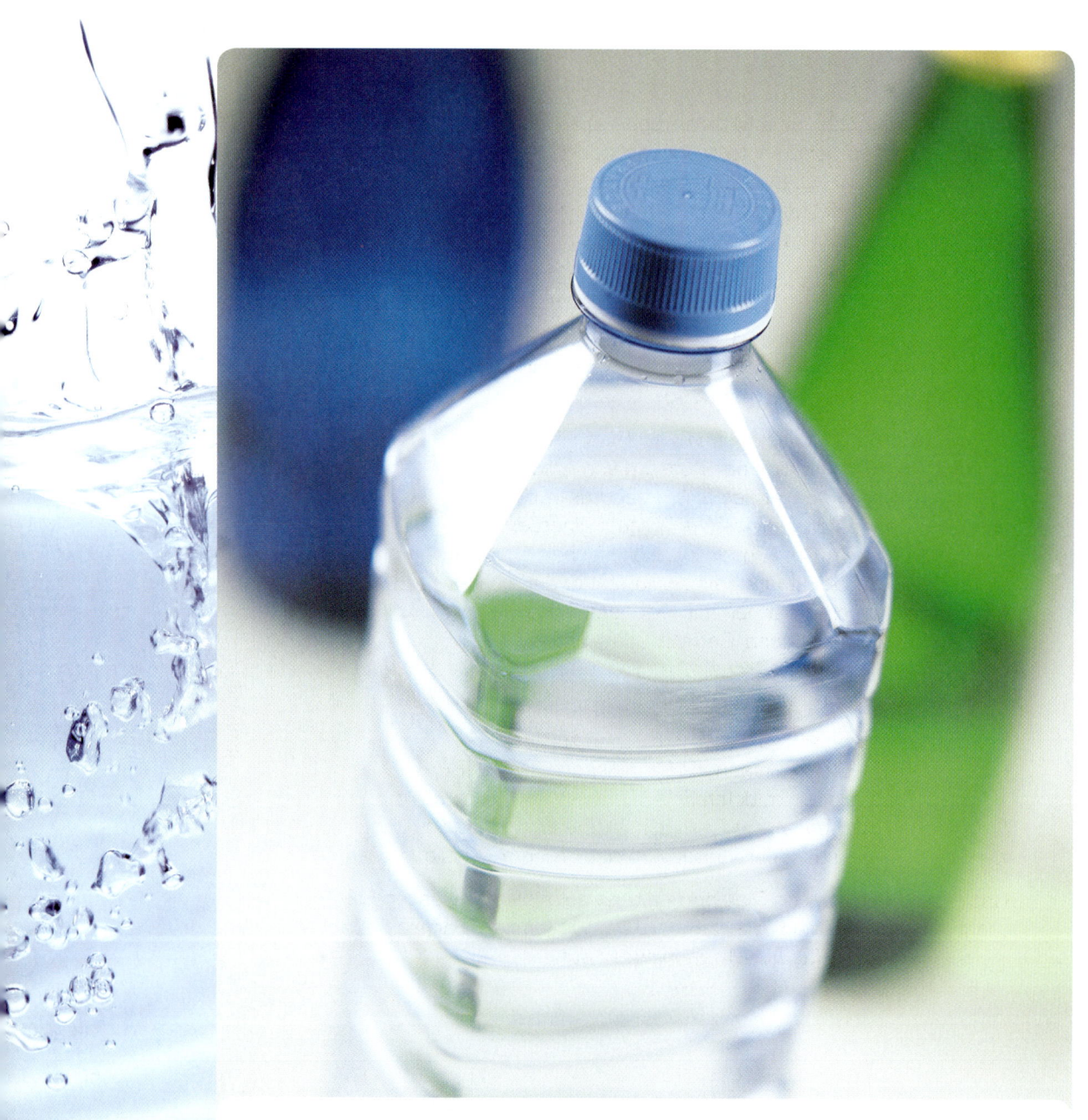

Mineralwasser

Die Trinkgewohnheiten in Mitteleuropa haben sich während der letzten Jahrzehnte stark verändert. Wir sind einfach gesundheitsbewusster geworden. Heute darf bei kaum einer Tafel Mineralwasser fehlen. Früher trank man dieses Getränk nur zu therapeutischen Zwecken.

Heute gibt es fast keinen Haushalt mehr, in dem es kein Mineralwasser gibt. Der früher von unseren Großeltern oft gegebene Ratschlag, während des Essens nichts zu trinken, hat ausgedient. Wir trinken, wenn wir Durst verspüren und das ist auch gut so.

Im Durchschnitt trinken wir über 80 Liter Mineralwasser pro Jahr. Womit sich der Konsum von natürlichem Mineralwasser in den letzten 2 Jahrzehnten verdoppelt hat. Dafür gibt es auch viele gute Gründe: Einerseits hat Mineralwasser im Gegensatz zu alkoholischen Getränken oder süßen Limonaden keine Kalorien, andererseits versorgt es unseren Körper mit wichtigen Mineralstoffen. Auch ist in manchen Gebieten das Grundwasser so belastet, dass viele Haushalte, vor allen jene mit Kindern, auf Mineralwasser umgestiegen sind.

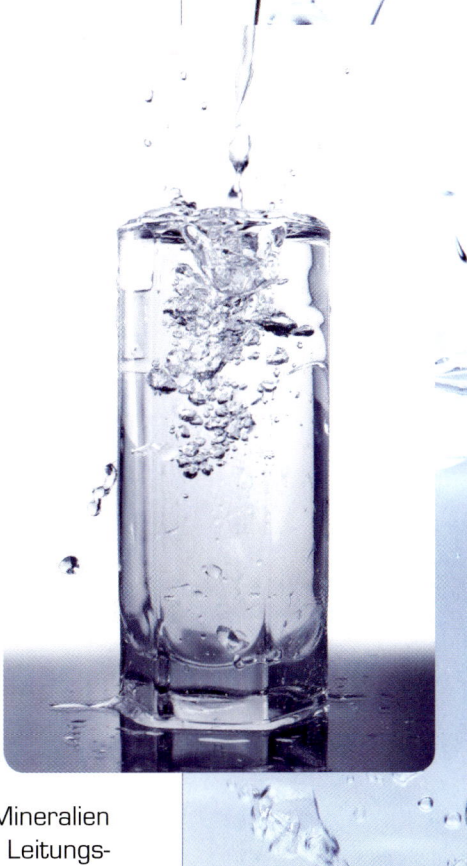

Nicht jedes Wasser, das aus der Tiefe sprudelt, ist gleich wertvoll. Ob es einfach als Grundwasser aus der Leitung sprudelt oder im tiefen Felsgrund mit wertvollen Mineralien angereichert wurde, macht den Unterschied zwischen Leitungswasser, Tafelwasser, Quellwasser und natürlichem Mineralwasser.

Und nicht alles, was im Glas sprudelt, ist auch Mineralwasser. Leitungswasser mit Soda versetzt, prickelt zwar, weist aber nicht die gleichen Inhaltsstoffe wie Mineralwasser auf.

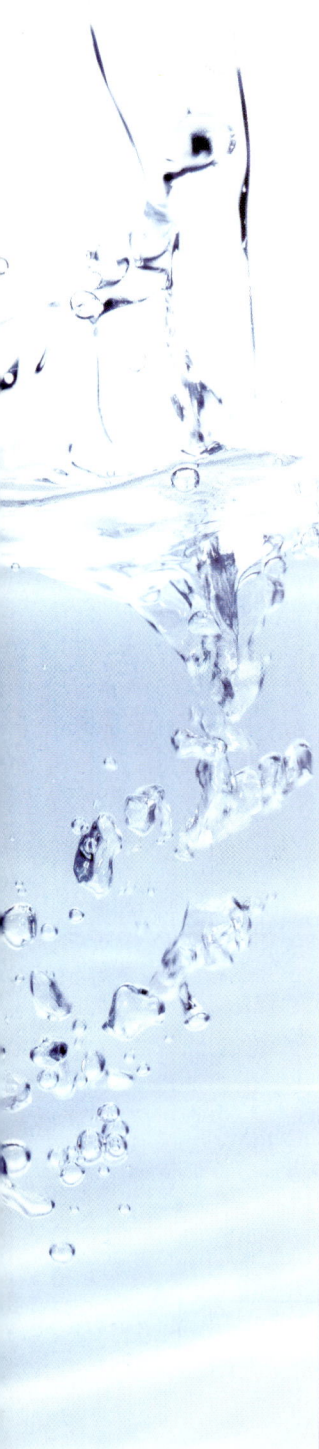

Darin liegt auch der Grund, warum der Gesetzgeber im Lebensmittelcodex genau festgelegt hat, was natürliches Mineralwasser enthalten muss:

§ 2. (1) Natürliches Mineralwasser ist Wasser, das folgende Voraussetzungen erfüllt:

1. Es hat seinen Ursprung in einem unterirdischen vor jeder Verunreinigung geschützten Wasservorkommen und wird aus einer oder mehreren natürlichen oder künstlich erschlossenen Quellen annähernd gleicher Charakteristik gewonnen.

2. Es ist von ursprünglicher Reinheit.

3. Es hat eine bestimmte Eigenart, die auf seinen Gehalt an Mineralstoffen, Spurenelementen oder sonstigen Bestandteilen zurückzuführen ist und weist gegebenenfalls bestimmte ernährungsphysiologische Wirkungen auf.

4. Seine Zusammensetzung, Temperatur und übrigen wesentlichen Merkmale müssen im Rahmen natürlicher Schwankungen konstant bleiben, sie dürfen insbesondere durch eventuelle Schwankungen in der Schüttung nicht verändert werden.

§ 3. (1) Natürliches Mineralwasser und Quellwasser muss frei von Mikroorganismen sein, die beim Genuss des Wassers eine Erkrankung verursachen können.

§ 5. (1) Die Behandlung natürlichen Mineralwassers erfolgt nur nach den Grundsätzen, dass keine Stoffe zugesetzt werden dürfen, ausgenommen das Versetzen oder Wiederversetzen mit Kohlendioxid; insbesondere dürfen keine Verfahren, welche den Keimgehalt verändern könnten, angewandt werden.

§ 6. (1) Natürliches Mineralwasser darf nur in den zur Abgabe an den Letztverbraucher zugelassenen Behältnissen transportiert werden. Es muss in unmittelbarer Nähe zum Quellort abgefüllt werden.

§ 10. (1)

4. Natürliches Mineralwasser kann zusätzlich als »Säuerling« bezeichnet werden, wenn es aus einer natürlich oder künstlich erschlossenen Quelle stammt, einen natürlichen Gehalt an Kohlendioxid von mehr als 250 mg/l aufweist und, abgesehen von einem weiteren Zusatz an Kohlendioxid, keine anderen Veränderungen erfahren hat. Die Möglichkeit zur Behandlung gemäß § 5 bleibt davon unberührt.

5. Anstelle von »Säuerling« gemäß Z 4 kann die Bezeichnung »Sprudel« für Säuerlinge verwendet werden, die unter natürlichem Gas oder hydrostatischem Druck hervortreten. Der Zusatz von Kohlendioxid zu einem Sprudel ist statthaft.

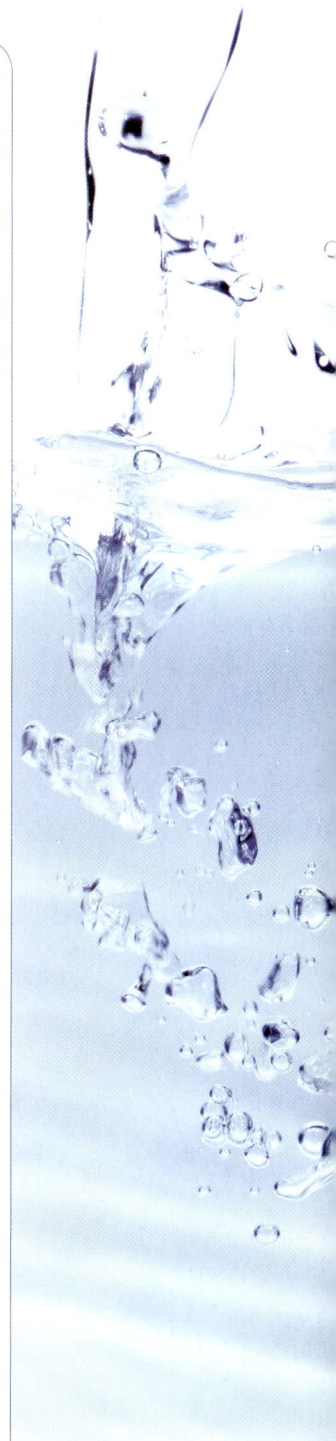

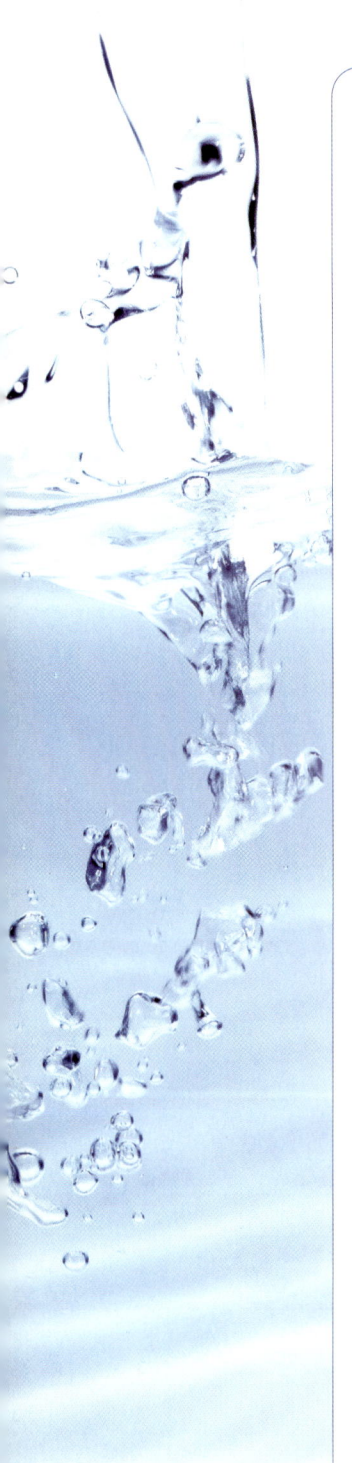

Kriterien für natürliche Mineralwässer

Angaben	Kriterien
Mit geringem Gehalt an Mineralien	Der als fester Rückstand berechnete Mineralsalzgehalt beträgt nicht mehr als 500 mg/l
Mit sehr geringem Gehalt an Mineralien	Der als fester Rückstand berechnete Mineralsalzgehalt beträgt nicht mehr als 50 mg/l
Mit hohem Gehalt an Mineralien	Der als fester Rückstand berechnete Mineralsalzgehalt beträgt mehr als 1.500 mg/l
Bicarbonathaltig	Der Bicarbonatgehalt beträgt mehr als 600 mg/l
Sulfathaltig	Der Sulfatgehalt beträgt mehr als 200 mg/l
Chloridhaltig	Der Chloridgehalt beträgt mehr als 200 mg/l
Kalziumhaltig	Der Kalziumgehalt beträgt mehr als 150 mg/l
Magnesiumhaltig	Der Magnesiumgehalt beträgt mehr als 50 mg/l
Fluoridhaltig	Der Fluoridgehalt beträgt mehr als 1 mg/l
Eisenhaltig	Der Gehalt an zweiwertigem Eisen beträgt mehr als 1 mg/l
Säuerling	Der Gehalt an freiem Kohlendioxid beträgt mehr als 250 mg/l
Natriumhaltig	Der Natriumgehalt beträgt mehr als 200 mg/l
Geeignet für die Zubereitung von Säuglingsnahrung (nach Entfernen der Kohlensäure, z. B. durch Erwärmen)	Höchstwerte an: Natrium 20 mg/l, Kalium 10 mg/l, Kalzium 175 mg/l, Magnesium 50 mg/l, Fluorid 1,5 mg/l, Chlorid 50 mg/l, Jodid 0,1 mg/l, Nitrat 10 mg/l, Nitrit 0,02 mg/l, Sulfat 240 mg/l, Hydrogencarbonat 550 mg/l
Geeignet für natriumarme Ernährung	Der Natriumgehalt beträgt weniger als 20 mg/l

Österreich ist eines der ganz wenigen Länder der Welt, das seinen gesamten Trinkwasserbedarf aus natürlichen Mineralwasserquellen zu decken imstande ist.

Damit die Reinheit und Qualität des Wassers bis zum Konsumenten erhalten bleibt, müssen strenge Hygienevorschriften eingehalten werden. So wird beispielsweise von allen Abfüllern, die im österreichischen »Forum Mineralwasser« vereinigt sind, besonderer Wert darauf gelegt, dass nur absolut keimfreies Wasser und saubere Kohlensäure in die Flasche gelangen.

Auch bei der Abfüllung herrschen geradezu klinische Zustände was die Flaschen und die Abfüllanlagen betrifft.

Univ.-Prof. Dr. Wolfgang Marktl vom Institut für Physiologie, Wien: Vor- und Nachteile von Glas- und Plastikflaschen sind nicht so leicht festzusetzen, da dieses Thema sehr komplex ist. Bezüglich der Plastikverpackung sind noch einige Fragen offen. Grundsätzlich sind aber Plastikflaschen bezüglich flüchtiger Inhaltsstoffe wie z. B. CO_2 weniger dicht. Ansonsten sind Plastikverpackungen natürlich getestet und haben keine gesundheitlich bedenklichen Nachteile.

Der Zusatz von Kohlensäure erfolgt einerseits aus Gründen der Haltbarkeit und andererseits aus geschmacklichen Gründen. Stille Mineralwässer werden steril abgefüllt und halten sehr lange, wenn sie nicht geöffnet wurden. Ein Ablaufdatum steht auf jeder Flasche. Nach der Öffnung sollte das stille Mineralwasser nicht offen stehen bleiben. Bewahren Sie es im Kühlschrank auf und verbrauchen Sie es innerhalb von ein bis zwei Tagen.

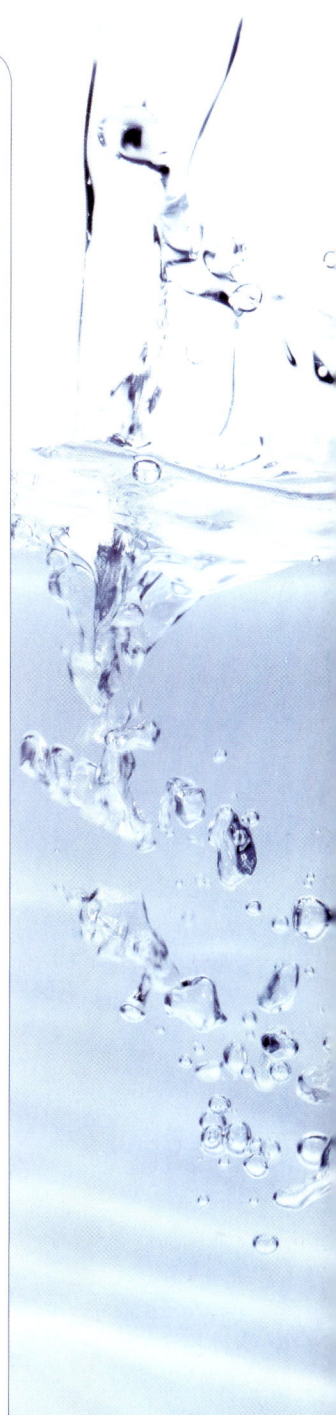

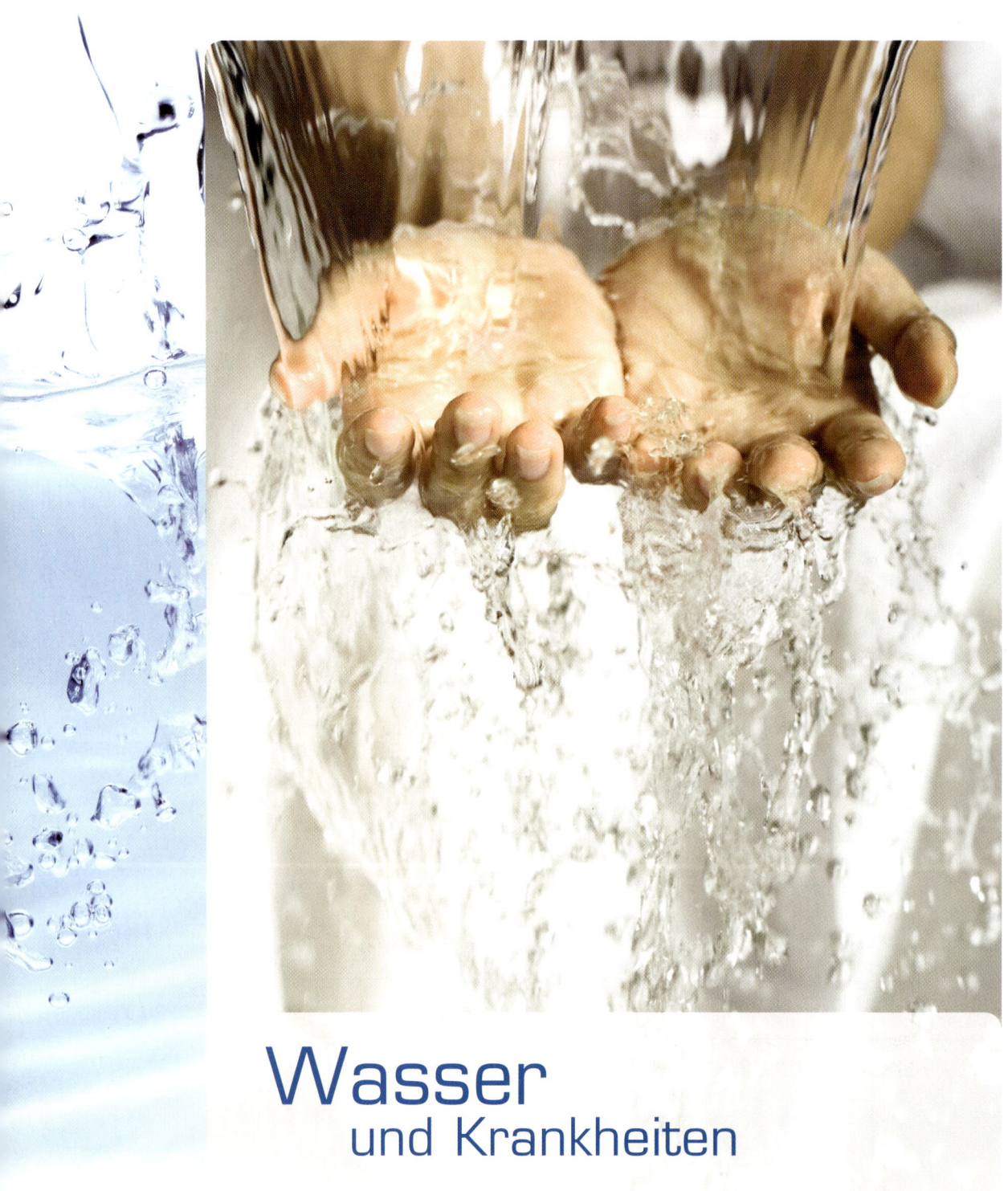

Wasser
und Krankheiten

Trinken hilft nicht nur gegen Nierensteine. Es steigert auch die körperliche Leistungsfähigkeit. Das hat eine Untersuchung an Studenten gezeigt, die eine Woche doppelt so viel getrunken hatten. Dadurch erhöhte sich ihre Ausdauer selbst bei heißem Wetter. Sie legten eine Strecke von 15 Kilometer mit dem Fahrrad um zwei Minuten schneller zurück als zuvor.

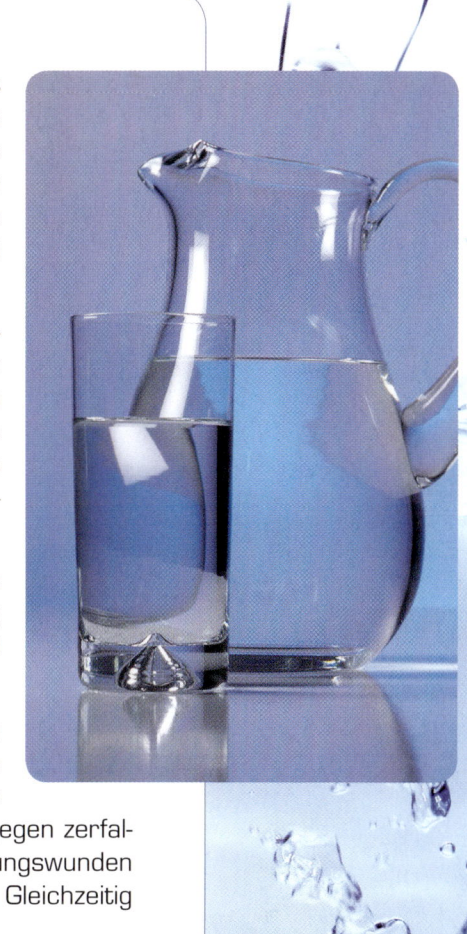

Während diese Zusammenhänge unter vielen Medizinern als gesichert gelten, müssen andere Vermutungen der Wasser-Forscher erst noch bewiesen werden. So ist z. B. noch unklar, ob zu wenig Flüssigkeitsaufnahme Asthma Vorschub leisten kann. Ebenfalls unklar ist, ob chronischer Flüssigkeitsmangel das Risiko von Blasen- oder Darmkrebs erhöht.

Die Mailänder Medizinerin Eva Negri vermutet, dass bei Menschen, die wenig trinken und daher auch wenig ausscheiden, sich krebserregende Stoffe im Darm und Blase anreichern könnten.

Der Wassergehalt der Zellen ist gewissermaßen ein Stoffwechselsignal. Wenn z. B. Leberzellen durch starke Wasseraufnahme anschwellen, werden bestimmte Enzyme aktiviert und Eiweiße vermehrt aufgebaut. Dagegen zerfallen Proteine, sobald der Körper – etwa durch Verbrennungswunden – Wasser verliert und die Zellen dadurch schrumpfen. Gleichzeitig verringert sich auch die Wirkung von Insulin.

Das kann gerade bei Diabetikern schlimme Folgen haben, denn viele Zuckerkranke scheiden ohnehin große Harnmengen aus und sind dadurch noch schneller von Flüssigkeitsmangel bedroht.

Der kann wiederum zur Zellschrumpfung führen und die bei Diabetikern bereits eingeschränkte Insulinwirkung noch weiter verringern. Umgekehrt kann ein entgleister Zuckerhaushalt durch reichliches Trinken wieder normalisiert werden.

Flüssigkeitsmangel kann, wenn er länger andauert, zu Verwirrtheit, Koma und zum Tod führen. Doch auch schon kleinere Wasserdefizite im Körper können den Stoffwechsel von Nervenbotenstoffen beeinflussen. Die Gehirnleistung lässt nach.

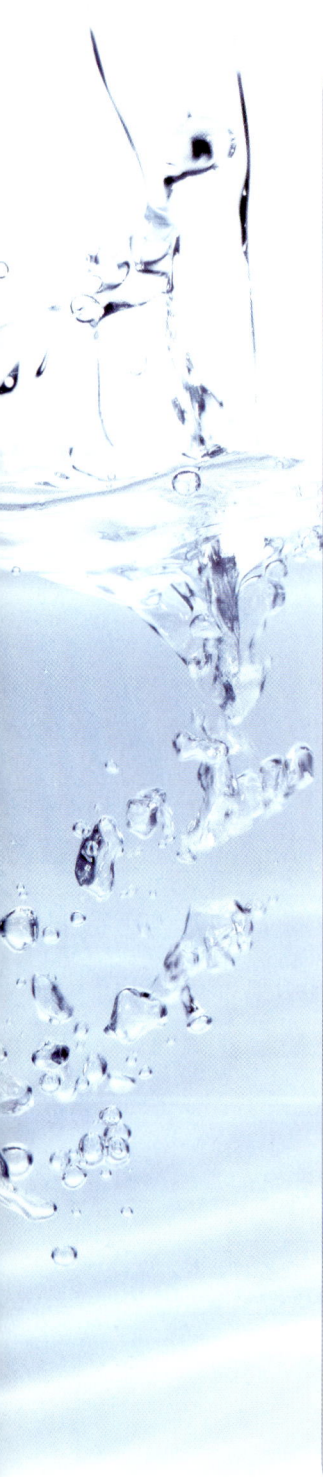

Wasser ist nicht nur unser wichtigstes Nahrungsmittel, sondern auch ein von alters her bewährtes Heilmittel. Der gesundheitsfördernde und heilende Nutzen des Wassers ist auch heute unumstritten und wird im Rahmen von Trink- und Badekuren sogar ärztlich verordnet. Wasser kann sowohl von innen als auch von außen seine Kräfte entfalten. Die Möglichkeiten sind fast unbegrenzt.

Vor jeder »natürlichen« Behandlung von Krankheiten sollte auf jeden Fall eine ärztliche Untersuchung durchgeführt werden.

Äußerlich angewendet, sorgen Wasseranwendungen für körperlichen und seelischen Ausgleich und stellen so das innere Gleichgewicht wieder her. Warmes Wasser wirkt entspannend und beruhigend. Kalte oder wechselwarme Anwendungen beleben und bringen Immunkraft und Kreislauf in Schwung. Schwimmen oder Wassergymnastik ist ein ideales Fitnessmittel, das die Gelenke durch den Auftrieb entlastet, die Muskulatur stärkt, die Haut und das Bindegewebe strafft und die Atmung intensiviert.

Fieber

Fieber tritt vor allem bei Infektionskrankheiten, Entzündungen, aber auch bei nicht infektiösen Erkrankungen wie Allergien, Herzinfarkt, Tumoren, Leukämie und Überfunktion der Schilddrüse auf.

Um Austrocknung bei Fieber zu verhindern, muss der Patient genügend Flüssigkeit zu sich nehmen. Es sollten je Grad Temperaturerhöhung 500 ml zusätzlich aufgenommen werden.

Wie entsteht Fieber?

Die Körpertemperatur wird im Gehirn reguliert. Auch wenn sich die Außentemperatur ganz massiv ändert, wird die körpereigene Temperatur gleich bleibend gehalten. Fieber ist immer ein Zeichen, dass der Körper auf Bakterien, Pilze und Viren eine Abwehrreaktion zeigt. Fieber entsteht, wenn bestimmte Zellstoffe (Interleukin, Interferon) in die Blutbahn gelangen.

Diese »Fiebererzeuger« werden Pyrogene genannt und bewirken die Abgabe des hormonähnlichen Stoffes Prostaglandin. Dieses verstellt sozusagen den Temperaturregler im Gehirn. Der Anstieg der Körpertemperatur erfolgt dann durch die Engerstellung der Blutgefäße, durch Muskelzittern und Anfachung des Stoffwechsels in der Leber.

Da Fieber nur selten ein Risiko für den Patienten darstellt und eine wichtige Rolle bei der Heilung spielt, sollten fiebersenkende Mittel nur sparsam eingesetzt werden.

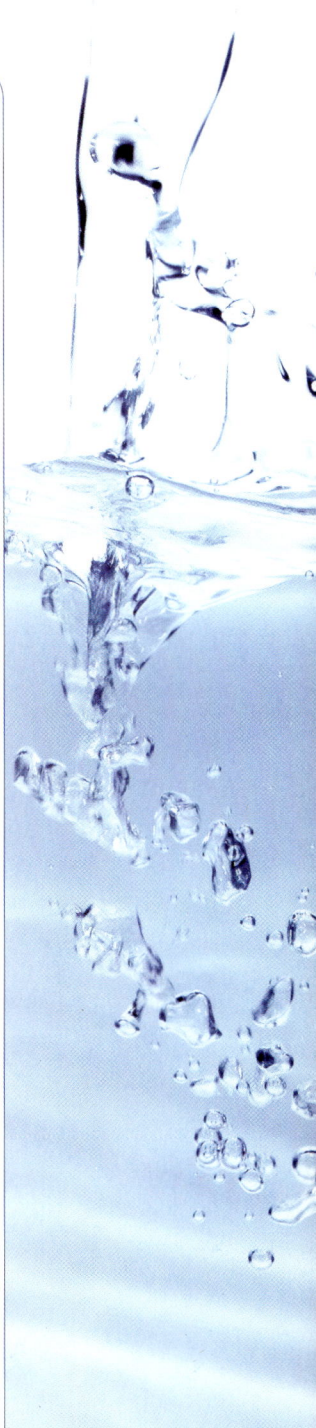

Wann muss Fieber gesenkt werden?

💧 In der Schwangerschaft muss jedes Fieber gesenkt werden, da sonst Gefahr für das Ungeborene besteht.

💧 Wenn höheres Fieber länger als 1 Tag besteht.

💧 Wenn die Temperatur im Mastdarm gemessen wird und über 39,5 °C beträgt.

💧 Wenn die Temperatur unter 39,5 °C ist, aber das Allgemeinbefinden erheblich beeinträchtigt ist.

💧 Jede Temperaturerhöhung über 38 °C bei Kindern unter 6 Jahren, die bereits einen Fieberkrampf durchgemacht haben.

💧 Es gibt Situationen, in denen Fieber sofort gesenkt werden muss und zwar bei Hitzschlag, Epilepsie und anderen Gehirnstörungen, bei Angina pectoris und Herzschwäche und bei älteren Personen.

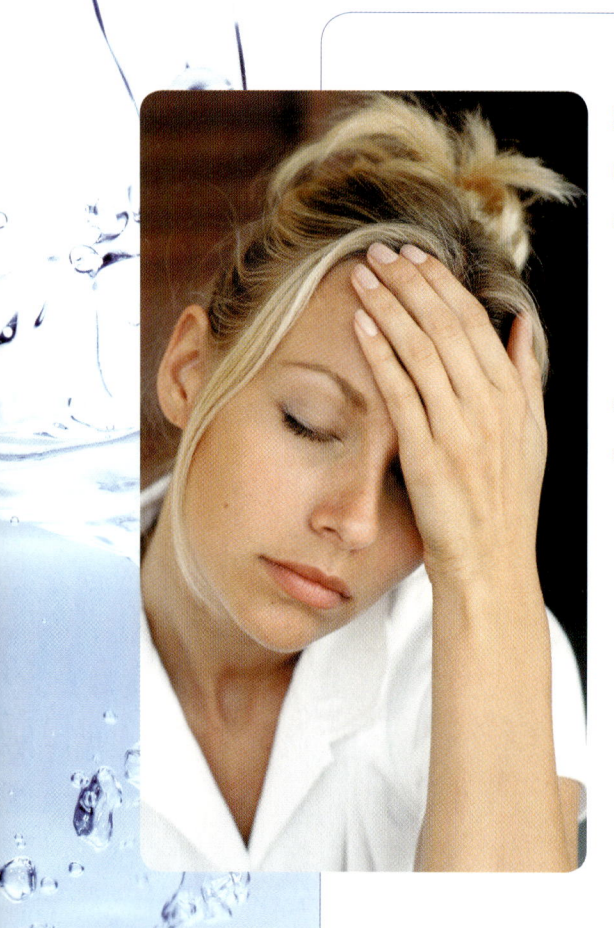

So senken Sie Ihr Fieber ohne Medikamente:

💧 Alles beseitigen, das überwärmt (zu warme Kleidung, warme Decken). Getragen werden sollte leichte, saugfähige Kleidung und eine leichte Bettdecke. Der Patient darf auch nicht frieren.

💧 Trinken, um Austrocknung vorzubeugen.

💧 Wadenwickel mit kaltem Leitungswasser. Brustwickel mit zimmerwarmem Wasser: Legen Sie Leinen- oder Baumwolltücher luftblasenfrei an Waden oder Brust. Mit einem trockenen Badetuch zudecken. Alle 10 bis 20 Minuten den Wickel wechseln. So lange durchführen bis die Temperatur auf 38,5 °C gefallen ist. Nur bei warmen Armen und Beinen anwenden!

Die Behandlung sofort beenden, wenn Frösteln, kalte Haut und kritischer Temperaturabfall entstehen. Wiederholung der Anwendungen nur bei stabilem Kreislauf.

Neben diesen Behandlungen stehen Medikamente (Acetylsalicylsäure, Paracetamol) zur Verfügung. Die Einnahme sollte aber mit einem Arzt abgeklärt werden! Vor allem bei Kleinkindern und Babys den Kinderarzt konsultieren. Acetylsalicylsäure sollte von Kindern bis 14 Jahren nicht eingenommen werden.

Ernährung bei Fieber

Die Nahrung soll viel Flüssigkeit, Kochsalz und Kalium enthalten. Mineralwasser mit hohem Mineralstoffgehalt ist bei Fieber besonders empfehlenswert. Aber auch Leitungswasser, Fruchtsäfte und Buttermilch (nicht kalt!) sind für Fiebernde empfehlenswert.

Fiebersenkende Tees

Alant-Tee

20 g Alantwurzel, 25 g Thymiankraut, 15 g Schlüsselblumenblätter

2 Teelöffel dieser Mischung pro Schale mit heißem Wasser übergießen und 10 Minuten ziehen lassen.

Haus-Fieber-Tee

30 g Hagebutten mit Kernen, 20 g Himbeerblätter, 20 g Brombeerblätter, 10 g Pfefferminzblätter, 10 g Melissenblätter

2 bis 3 Teelöffel dieser Mischung mit heißem Wasser überbrühen und 10 Minuten ziehen lassen.

Süßer Fiebertee

20 g Süßholzwurzel, 20 g Kamillenblüten, 5 g Pfefferminzblätter, 5 g Melissenblätter, 5 g Tausendguldenkraut

2 Teelöffel dieser Mischung mit heißem Wasser übergießen und etwa 10 Minuten ziehen lassen.

Bei ansteigendem Fieber (Frösteln) sollten die Tees heiß getrunken werden. Bei hohem Fieber und fallender Temperatur nur warm, zimmerwarm oder eisgekühlt trinken.

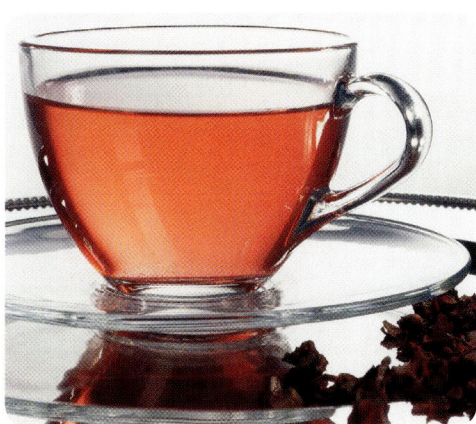

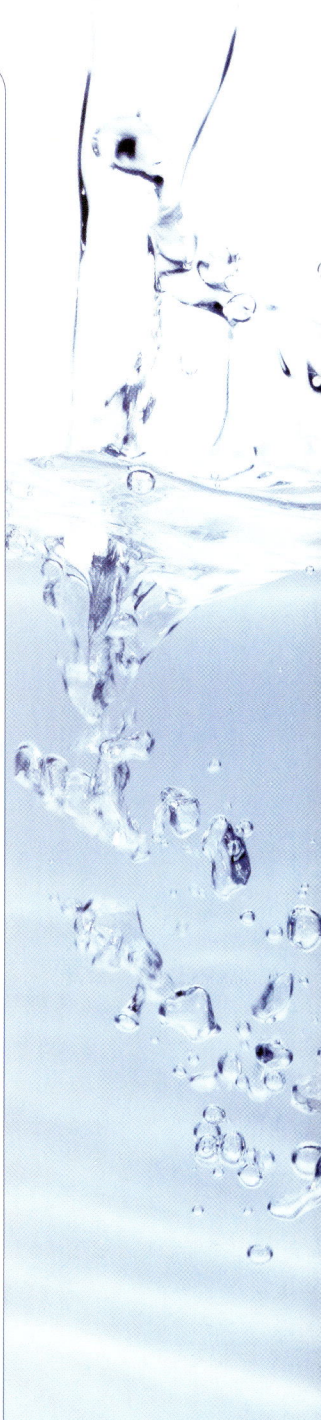

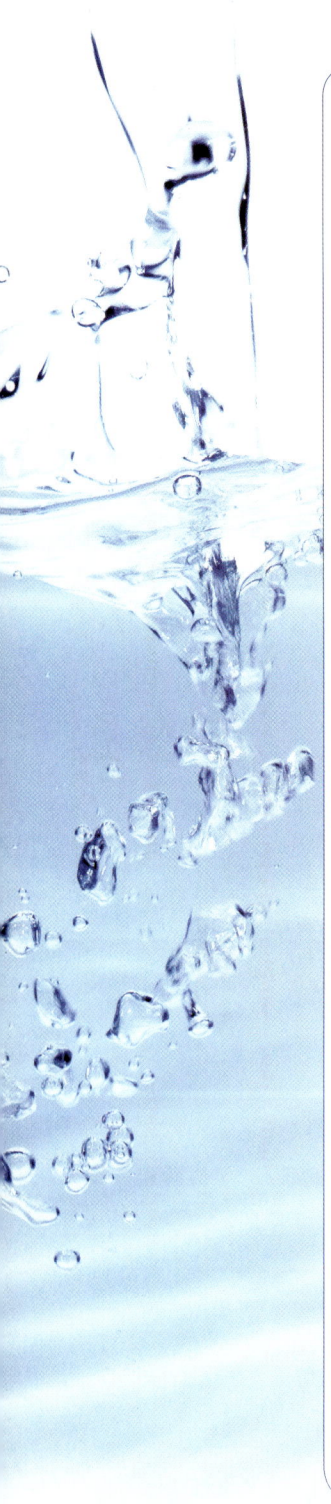

Erkältungskrankheiten

Hat uns die Erkältung einmal erwischt, sollten auf jeden Fall einige Tage Bettruhe eingehalten werden. Man sollte auch einmal richtig schwitzen. Bei »Schwitzkuren« Vorsicht bei Patienten mit instabilem Kreislauf!

Legen Sie sich ins Bett und trinken Sie folgenden Tee: Mischen Sie Lindenblüten, Holunderblüten, Kamille und Pfefferminze zu gleichen Teilen. Davon wird ein Esslöffel mit 1/4 Liter kochendem Wasser übergossen. Einige Minuten ziehen lassen und abseihen. Den Tee mit Honig süßen und einige Tropfen Zitrone beigeben. Trinken Sie tagsüber zwei Schalen langsam und schluckweise. Nach ein bis zwei Stunden Schwitzkur den Körper abfrottieren und die Wäsche wechseln. Anschließend sollten Sie einige Zeit schlafen.

Eine leicht geänderte Teemischung, wenn Sie zusätzlich unter Halsschmerzen und Schluckbeschwerden leiden: Lindenblüten, Holunderblüten, Melisse, Pfefferminze und Salbei zu gleichen Teilen mischen. Davon höchstens drei Schalen täglich trinken, da Salbei in hohen Dosen nicht gut vertragen wird (Kopfschmerzen).

Wird die Erkältung nach drei Tagen nicht besser, unbedingt einen Arzt aufsuchen!

Leiden Sie unter Husten, sollte ebenfalls vom Arzt abgeklärt werden, ob eine medikamentöse Behandlung erforderlich ist.

Erleichterung bringen folgende Tees:

Bereiten Sie aus Holunderblüten, Thymian, Eibischwurzeln, Schlüsselblumenblüten, Anis und Salbei einen Hustentee. Die Kräuter zu gleichen Teilen mischen und einen Esslöffel davon mit einem Viertelliter kochendem Wasser übergießen. Etwa fünf Minuten ziehen lassen und abseihen. Zwei bis drei Schalen täglich davon trinken. Das löst den quälenden Hustenreiz.

Äpfel schälen, die Schalen trocknen lassen, kochen und mit Thymian mischen. Zehn Minuten ziehen lassen, dann ein paar Tropfen Zitrone beifügen. Dieses Getränk bewährt sich bei Husten, ganz allgemein aber auch bei Grippe.

Gegen fiebrige Erkältungen, die relativ häufig auch mit Gelenk-schmerzen verbunden sind, hilft eine Teemischung aus Mädesüß (Wiesengeißbart), Weidenrinde und Taubnessel. Die in diesen Zutaten enthaltenen Salicylate wirken wie Aspirin. Weitere Kräuter gegen Husten und Erkältungskrankheiten sind Stiefmütterchen, Spitzwegerich und Veilchen. Sie können beliebig gemischt und als Aufguss zubereitet werden.

Kopfschmerzen

Ein sehr heikles Thema bei der Selbstbehandlung sind Kopfschmerzen. Erst muss vom Arzt abgeklärt werden, um welchen Kopfschmerz (Spannungskopfschmerz, Migräne usw.) es sich handelt und ob nicht eine ernste Grunderkrankung dahinter steht.

Kopfschmerztabletten stehen in der Liste der verkauf-ten Medikamente an erster Stelle. In den meisten Fällen können Arzneien die Beschwerden aber nur vor-übergehend betäuben, aber nicht heilen.

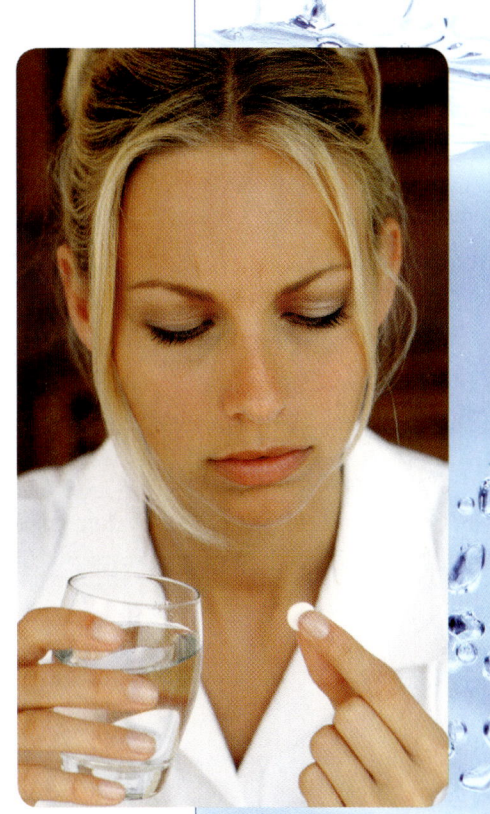

Der Grund, warum Kopfschmerzen so oft nicht dauer-haft beseitigt werden können, liegt in der Tatsache, dass manchmal das Grundleiden nicht erkannt wird oder der Kopfschmerzpatient sich nie richtig untersu-chen lassen hat.

Die Ursachen von Kopfweh sind vielfältig: Verspannun-gen der Nackenmuskulatur, Durchblutungsstörungen, Zugluft, Entzündungsherde, Koffeinentzug, Stress, Ver-giftungen, Verdauungsstörungen, Bluthochdruck, nied-riger Blutdruck, nervliche Fehlsteuerung, Augenleiden oder auch ein Tumor.

Rauchern sei an dieser Stelle gesagt, dass auch ihr »Laster« oft Schuld an Kopfschmerzen sein kann: Die Inhaltsstoffe der Ziga-retten verengen jene Gefäße, die Blut ins Hirn transportieren. Es entsteht ein »Nachschubmangel«, auf den der Körper mit heftigen Kopfschmerzen reagiert.

Akute Kopfschmerzen können mit Hilfe von Wasser trinken und Wasseranwendungen zumindest gelindert werden. Sie sollten aber unbedingt einen Arzt aufsuchen! Sonst könnten eventuell vorhandene Erkrankungen verschleiert werden.

Besonders belastend ist die Migräne, die durchaus nicht nur Frauen befällt. Die typischen Kennzeichen eines Migräneanfalls sind rasende, meist einseitige Kopfschmerzen. Dazu kommen noch weitere Beschwerden wie Brechreiz, Schwindelanfälle und Sehstörungen. Außerdem treten auch extreme Licht- und Lärmempfindlichkeit auf.

Migräne entsteht vermutlich durch Gefäßkrämpfe – Blutgefäße ziehen sich unter nervlichem Einfluss so zusammen, dass Gehirn und Nervenäste nicht mehr ausreichend mit Blut und Sauerstoff versorgt werden können.

Auch hier kann Wasser zumindest Linderung bringen: Lassen Sie sieben Minuten lang Wasser mit 37 °C nicht zu fest auf den Nacken prasseln. Das erweitert die Gefäße, entspannt die Muskeln und sorgt so für eine bessere Blutzufuhr zum Gehirn.

Auch Bäder sorgen für Entspannung: Bereiten Sie einen Aufguss aus Melisse und Feldthymian: Zwei Hand voll dieser Mischung mit zwei Litern kochendem Wasser übergießen und zehn Minuten ziehen lassen. Der Absud wird dem Badewasser beigesetzt. Nun 20 Minuten ruhig in der Wanne liegen.

Bevor Sie dauernd zu schweren Medikamenten greifen, geben Sie zuerst einmal Heilkräutern eine Chance:

Kamille (krampflösend), Lavendel (beruhigend), Melisse (ausgleichend) und Eisenkraut (verstärkt die Wirkung der anderen Kräuter). Einen Esslöffel dieser Mischung mit einem Viertelliter kochendem Wasser übergießen und zehn Minuten ziehen lassen. Dann abseihen und nicht zu heiß, mit Honig gesüßt, schluckweise trinken. Günstig sind etwa zwei bis drei Schalen täglich.

Ebenfalls hilfreich ist magnesiumreiches Mineralwasser.

Die medikamentöse Behandlung legt der Arzt, am besten ein Neurologe, fest. Es gibt ganz neue Migräne-Medikamente, die helfen, Migräne-Anfälle deutlich zu mildern und die Anfallshäufigkeit zu senken.

Erbrechen und Durchfälle

Erbrechen und Durchfälle können erhebliche Flüssigkeitsverluste mit sich bringen. Deshalb soll bei Brechanfällen und mäßigen Durchfällen viel getrunken werden, eventuell auch Elektrolytgetränke (vom Arzt verschrieben). Empfehlenswert:
Bereiten Sie eine Mischung aus je 1/3 gezuckertem Schwarztee, frisch gepresstem Orangensaft und einer so genannten »Ringerlösung« (Natrium, Kalium, Kalzium und Wasser) aus der Apotheke zu. Aber auch entfettete Gemüse- und Hühnersuppen mit Salzbrezeln sind ideal.

Wird sehr häufig erbrochen, können über 3 1/2 Liter Flüssigkeitszufuhr in 24 Stunden nötig sein.

Bei Babys, die unter Durchfall leiden, muss besonders auf eine ausreichende Flüssigkeitszufuhr geachtet werden. Bei anhaltendem Durchfall und Erbrechen gerät der Säugling durch den Wasser- und Salzverlust in einen Austrocknungszustand. Er schreit mit heiserer Stimme, die Augen sinken ein und wirken übergroß, die Lippen sind borkig aufgesprungen. Das Kind wird zunehmend apathisch und blass, die Atmung ist verlangsamt. In diesem kritischen Zustand muss sofort eine Klinik aufgesucht werden und mit Infusionen die verlorene Flüssigkeit »aufgefüllt« werden.
Bei leichten bis mittelschweren Verlaufsformen kann man das Baby auch zu Hause behandeln. Trotzdem sollte auf jeden Fall der Arzt gerufen werden.

Zur Entlastung des Darms wird sechs bis höchstens zwölf Stunden eine Nahrungspause eingehalten. Während dieser Zeit geben Sie ihm nur Tee (dünnen abgekochten Schwarztee, Fenchel- oder Kamillentee) mit 50 bis 100 Gramm Traubenzucker und knapp einem

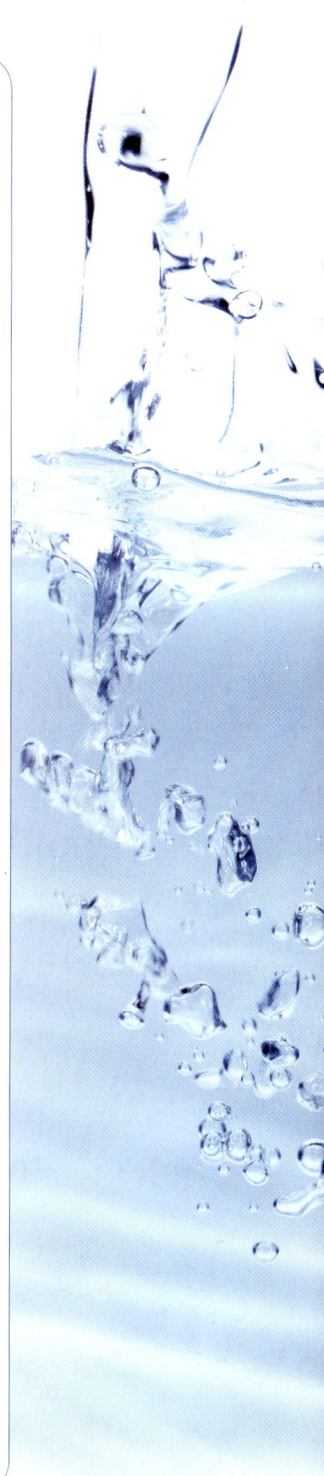

halben Teelöffel Salz auf einen Liter Flüssigkeit in kleinen Portionen. Elektrolytlösungen zur Rehydratation (Wiederzufuhr von Flüssigkeit und Mineralstoffen) sind in der Apotheke erhältlich.

Bei Übelkeit sollte man vorsichtig in kleinen Schlucken trinken. Empfehlenswert sind kohlensäurearme Mineralwässer, verdünnte Obstsäfte und Tees.

Verdauungsstörungen

Ob Verstopfung, Durchfall, Übelkeit, »nervöser« Magen oder Blähungen – Wasser kann in allen Fällen gemeinsam mit ärztlichen Maßnahmen zur Heilung beitragen.

Träger Stuhlgang wird leider nur allzu oft einfach mit Abführmitteln »behandelt«. Dass Verstopfung zu 90 Prozent auf eine falsche Lebensweise (ungesunde Ernährung, zu wenig Trinken und mangelnde Bewegung) zurückzuführen ist, wird zwar meist akzeptiert, aber ein Abführmittel zu kaufen ist eben einfacher, als die Ernährung umzustellen. Dabei wäre es so einfach: Vollwertige Ernährung mit viel Getreide, Obst und Gemüse bringt den Darm auf natürliche Weise wieder in Schwung. Zusätzlich muss viel getrunken werden, damit die Ballaststoffe im Darm auch aufquellen können.

Abführmittel sind auf die Dauer sicher keine Lösung. Am Anfang wirken Sie zwar recht gut, der Effekt lässt aber bald nach und man muss immer mehr davon nehmen. Und wehe, man wagt es, einmal auf die Tabletten zu verzichten, die Verstopfung wird dann ärger als je zuvor.

Wer seine Verstopfung wirklich kurieren will, der sorge zuerst einmal für eine gründliche Entleerung. Am besten mit Glaubersalz (auf nüchternen Magen) oder diesem Spezialtee:

Mischen Sie Faulbaumrinde, Sennesblätter (in der Schwangerschaft und für den Dauergebrauch nicht geeignet), Schafgarbe und Anis zu gleichen Teilen. Setzen Sie zwei Teelöffel von diesen Kräutern mit einer Schale Wasser kalt an. Zum Sieden erhitzen und zehn Minuten ziehen lassen und abgießen. Am Abend vor dem Schlafengehen trinken. Da diese Maßnahme einmalig ist, besteht auch keine Gefahr einer Gewöhnung.

Für die Reinigung empfehlen wir einen Einlauf: Legen Sie sich dafür auf die linke Körperseite und verwenden Sie einen Klistierballon mit einem halben Liter Wasser, in dem Sie einen Kaffeelöffel Schmierseife aufgelöst haben. Versuchen Sie anschließend, das Wasser noch kurze Zeit zu halten.

<u>Gegen Verdauungsbeschwerden allgemein gibt es eine wunderbare Teemischung, die in Apotheken zubereitet wird:</u>

Jeweils ein Teil Wermut, Engelwurz, Fenchel und Faulbaumrinde, zwei Teile Kalmus sowie drei Teile Mariendistel werden gut durchgemischt. Einen Esslöffel dieser Mischung mit einem Viertelliter kochendem Wasser übergießen. Zehn Minuten ziehen lassen. Nicht zu heiß trinken. Bei krampfartigen Zuständen empfiehlt sich die Zugabe von Kamille. Diese Teemischung ist in der Schwangerschaft nicht geeignet!

<u>Gegen Durchfall hat Willi Dungl einen Tee zusammengestellt:</u>

Drei Teile Heidelbeeren, zwei Teile Blutwurz und je ein Teil Eichenrinde und Wermut werden mit 1/4 Liter Wasser kalt angesetzt. Zehn Minuten kochen, abseihen und auf jeden Fall ungesüßt trinken. Jede Art von Kohlenhydratzufuhr ist bei Durchfall ungünstig.

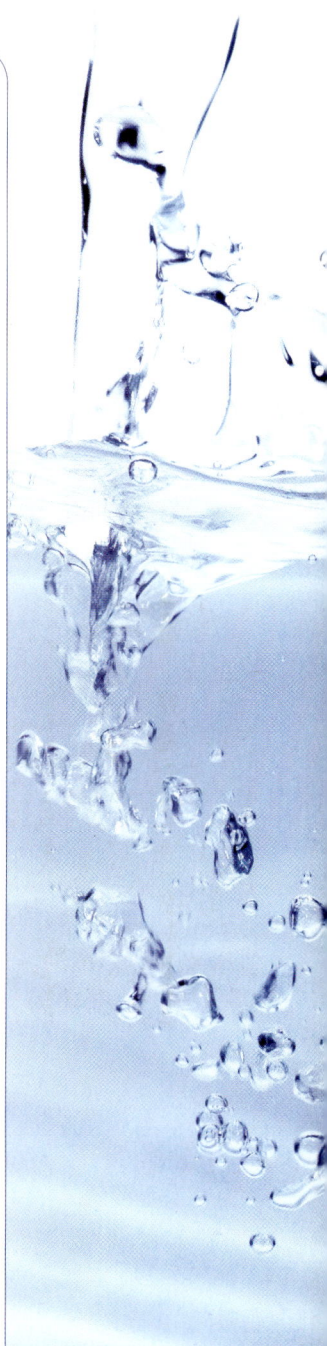

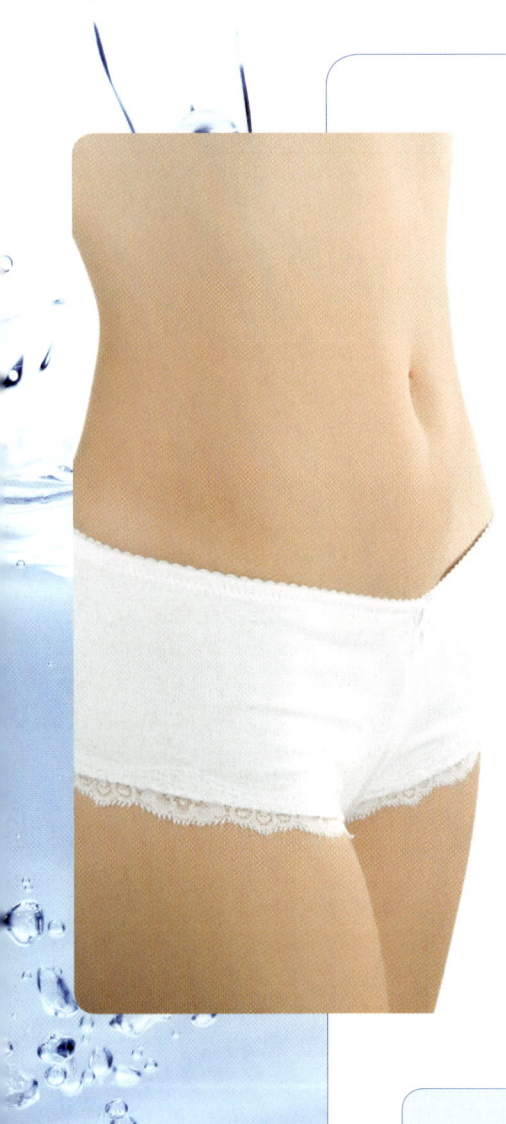

Blähungen

beseitigen Sie mit einer Mischung aus Engelwurz, Kamille und Pfefferminze. Die Kräuter zu gleichen Teilen wiederum kalt ansetzen. Das Wasser zum Sieden bringen und fünf Minuten ziehen lassen. Den Tee mehrmals täglich schluckweise trinken.

Auch Teezubereitungen aus Fenchel, Kümmel und Anis helfen gegen Blähungen. Fragen Sie in Ihrer Apotheke!

Ohne reichliche Flüssigkeitszufuhr ist keine Verstopfung zu beheben. Wasser, noch besser Mineralwasser, ist unentbehrlich für eine normale Verdauung:

- Trinken Sie so viel, dass Sie mehr als 1,5 Liter Harn in 24 Stunden ausscheiden. Pro Tag etwa 5 bis 9 Gläser Leitungs- oder Mineralwasser, aber auch ungezuckerte Kräutertees.

- Trinken Sie morgens nach dem Aufstehen 1 Glas kalten Obstsaft mit Milchzucker.

- Nach der Einnahme von trockener Kleie müssen Sie sehr viel trinken. Ein Esslöffel Kleie verlangt mindestens 1/4 Liter Flüssigkeit. Am besten Sie weichen die Kleie schon am Vorabend in Wasser ein.

Tipp von Prof. Hademar Bankhofer:

Wasser bringt den Darm in Schwung

Lassen Sie über Nacht 1/4 Liter Leitungs- oder Mineralwasser in einem Glas zugedeckt stehen. Trinken Sie über einen längeren Zeitraum jeden Morgen, auf nüchternen Magen, langsam in kleinen Schlucken dieses zimmerwarme Wasser.

Magenschmerzen

Magenschmerzen haben oft seelische Ursachen.
Besonders Stressgeplagte leiden unter diesen Beschwerden.
Wenn ernste, organische Ursachen (z. B. Magengeschwüre, Helicobacter, Refluxerkrankungen, Gastritis oder Magenkrebs) vom Arzt ausgeschlossen wurden, versuchen Sie einmal die folgenden Tees:

Mischen Sie drei Teile Kamille, zwei Teile Schafgarbe, je einen Teil Kalmuswurzel, Tausendguldenkraut, Melisse und Pfefferminze. Von dieser Mischung übergießen Sie einen Esslöffel voll mit einem Viertelliter kochendem Wasser. Fünf Minuten ziehen lassen. Trinken Sie den Tee schluckweise eine halbe Stunde vor dem Essen.

Zu gleichen Teilen Beifuß, Engelwurz, Hopfen, Schafgarbe, Tausendguldenkraut und Pfefferminze vermengen und ebenfalls einen Esslöffel Teemischung mit einem Viertelliter kochendem Wasser übergießen. Fünf Minuten ziehen lassen und auch eine halbe Stunde vor dem Essen schluckweise trinken.

Für einen magen- und darmstärkenden Tee, der auch appetitanregend wirkt, setzen Sie zwei Teile Wermut, zwei Teile Fenchel und je einen Teil Kümmel, Anis und Enzianwurzel kalt an. Zum Sieden bringen (ein Esslöffel auf einen Viertelliter Wasser) und 10 Minuten ziehen lassen. Eine Stunde vor den Mahlzeiten trinken.

Bei Verdauungsstörungen stellen Wasseranwendungen nur eine begleitende Maßnahme dar. Ohne entsprechende Diät und fallweise auch ohne Medikamente hilft Wasser nicht. Stellt sich keine Besserung ein, sollten Sie eine gründliche Magen-Darm-Untersuchung durchführen lassen!

Zuckerkrankheit (Diabetes)

Es gibt 2 Gruppen von Zuckerkranken:

Typ-I-Diabetes-mellitus

(jugendlicher Diabetes, insulinabhängiger Diabetes)

Hier kommt es schon im jugendlichen Alter zu einer Entgleisung des Zuckerstoffwechsels, die durch immunologische Störungen hervorgerufen wird. Der Körper bildet gegen seine eigenen Zellen Antikörper z. B. gegen die Insulin bildenden Zellen der Bauchspeicheldrüse. Meist besteht eine genetische Grundlage für diese Erkrankung. Von allen Diabetikern macht dieser Typ nur etwa 5 bis 10 Prozent aus.

Die Krankheit tritt plötzlich auf und macht sich durch vermehrtes Durstgefühl, große Harnmengen, Sehstörungen, Gewichtsabnahme, Schwäche und Juckreiz bemerkbar. Ohne entsprechende Behandlung mit Insulin, Flüssigkeit, Säureausgleich usw. führt dieser Zustand zum Koma oder sogar zum plötzlichen Tod.

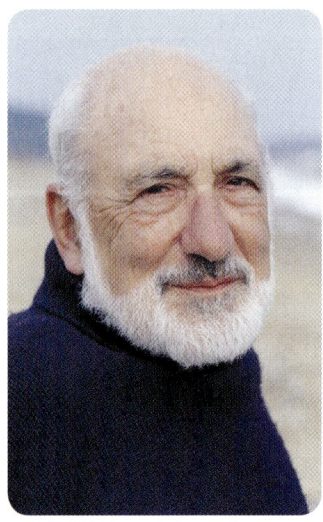

Typ-II-Diabetes-mellitus

(Altersdiabetes, nicht insulinabhängiger Diabetes)

Diese Erkrankung tritt meist erst nach dem 40. Lebensjahr und nicht so plötzlich auf. Die meisten Patienten sind übergewichtig und in ihrer Familie trat schon Diabetes auf. Mit Diät kann man große Erfolge erzielen.

Welche Organe werden durch Diabetes geschädigt?

Bei Diabetes werden vor allem Veränderungen an den kleinen und großen Blutgefäßen festgestellt. In der Folge kommt es zu Schäden an Augen, Nieren, Nerven und in der Durchblutung der Haut. An den großen Gefäßen kann es durch Verkalkungen zu Herzinfarkt, Schlaganfall oder Gefäßverschluss der Beine kommen.

Probleme an der Niere machen sich meist erst nach 5 bis 15 Jahren nach Beginn der Erkrankung bemerkbar. Zuerst durch eine gering erhöhte Eiweißausscheidung im Harn (Harnstreifentest).

Erst in der Folge kommt es zu vermehrtem Eiweißverlust über den Harn und erhöhtem Blutdruck. Nach 15 bis 30 Jahren ist meist eine Blutwäsche erforderlich.

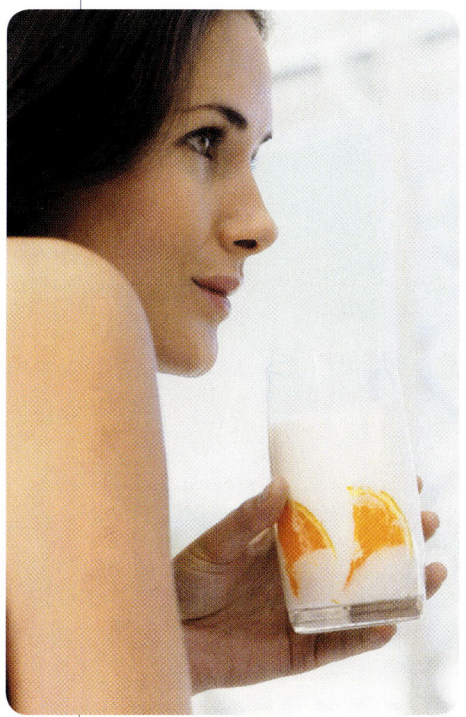

Wie kann man Schäden vorbeugen?

- Optimale Stoffwechselkontrolle.
- Ideale Blutdruckeinstellung.
- Viel Bewegung machen.
- Vermeidung von Risikofaktoren (Rauchen, fette Ernährung, eiweißreiche Ernährung).
- Bei Zuckerkrankheit kommt es oft zu Austrocknungserscheinungen. Der vermehrte Durst muss unbedingt berücksichtigt werden.
  Das beste Getränk ist Wasser. Kaffee und Tee sollten mit Süßstoff gesüßt werden.
- Gerade für den übergewichtigen Typ-II-Diabetiker spielt auch die Gewichtsreduktion eine wichtige Rolle.

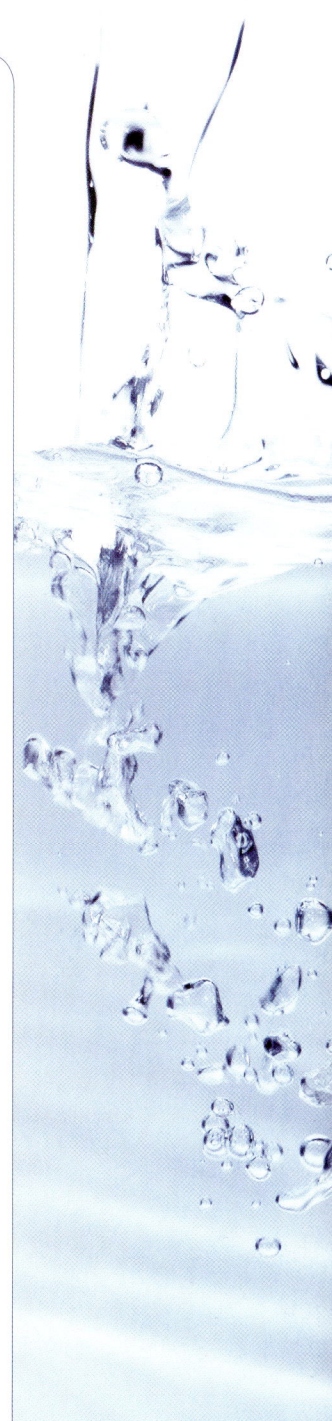

Bluthochdruck

Die Höhe unseres Blutdruckes ist von mehreren Umständen abhängig:

- Kraft des Herzens. Das Nachlassen der Herzkraft lässt den Blutdruck sinken.
- Vermehrung der Blutmenge, diese lässt den Blutdruck steigen.
- Fließfähigkeit des Blutes. Dickes Blut erhöht, dünnes vermindert den Blutdruck.
- Widerstandsfähigkeit der Blutgefäße. Elastische Gefäße geben nach und halten den Blutdruck konstant, verengte, verkalkte Gefäße lassen den Blutdruck steigen.

Blutdruckwerte über 135/80 gelten als erhöht! Dabei ist wichtig, dass nicht nur ein Wert, sondern einige Werte pro Tag gemessen werden. Daher ist es von Vorteil, wenn Sie sich ein eigenes Blutdruckmessgerät kaufen.

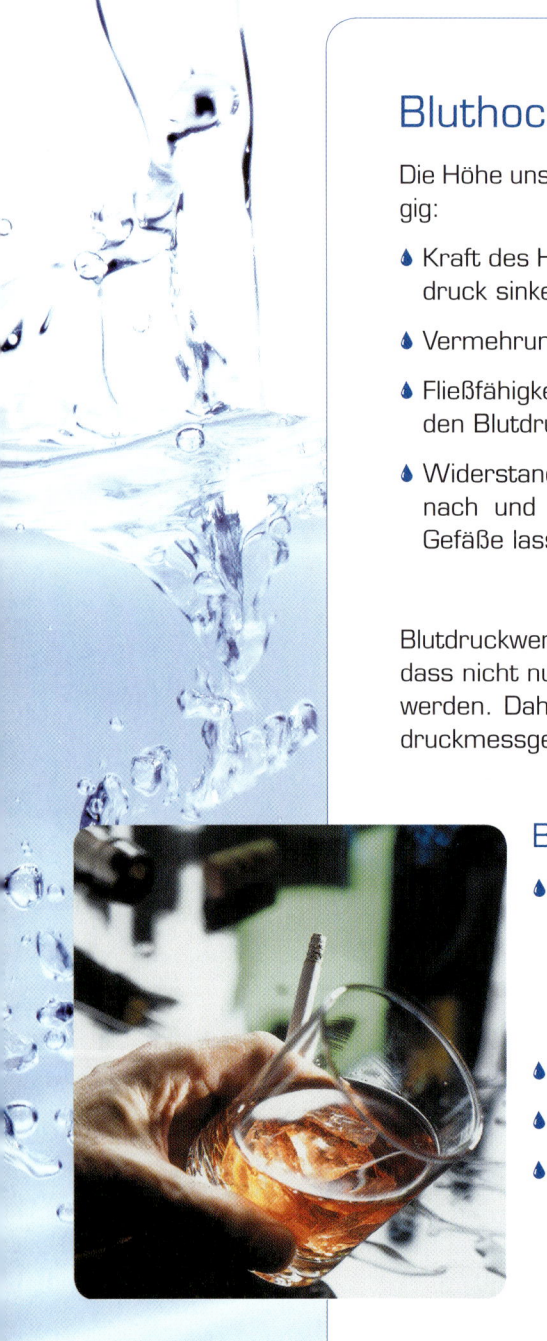

Bei Bluthochdruck gilt:

- Vermeidung von Risikofaktoren: Rauchen, Alkohol, fettes, salzreiches Essen (10 bis 20 Prozent aller Patienten können allein durch kochsalzarme Ernährung ihre Blutdruckwerte normalisieren), Übergewicht, Bewegungsmangel, Stress.
- Regelmäßig selbst den Blutdruck messen.
- Überprüfen der Blutfettwerte.
- Falls Medikamente notwendig sind, immer genau die vom Arzt verordnete Menge einnehmen.

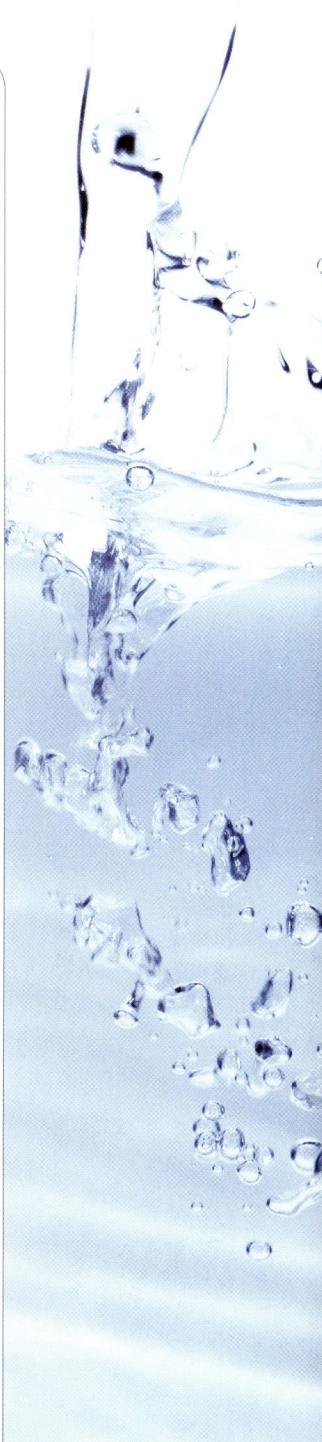

Flüssigkeitszufuhr bei Bluthochdruck:

- Bei Durst trinken.
- Langsam, über den ganzen Tag verteilt, trinken.
- Keine große Flüssigkeitsmenge auf einmal trinken.
- Nicht schnell trinken.
- Wenn keine zusätzlichen Flüssigkeitsverluste einen dazu zwingen, nicht mehr als 1 1/2 bis 2 l Flüssigkeit trinken.
- Bei Besonderheiten (Hitze, Fieber) nach ärztlichem Rat trinken!

Tipp von Prof. Hademar Bankhofer:

Eiskaltes Wasser hilft bei Herzrhythmusstörungen

Der britische Herzspezialist Prof. Dr. Campbell hat im Rahmen einer Studie das einfachste und preiswerteste Hausmittel gegen Herzrhythmusstörungen entdeckt: kaltes Wasser. Ein Glas eiskaltes Mineralwasser – langsam getrunken – wirkt mit seinem Kältereiz dämpfend auf den Schlagimpuls des Herzens. Ein anderes altes Hausmittel: Tauchen Sie das Gesicht für 20 Sekunden in ein Gefäß mit kaltem Wasser.

Nieren- und Blasenleiden

Erkrankungen der Niere hängen eng mit dem Wasserhaushalt des Körpers zusammen. Nierenleiden sind grundsätzlich immer ernst zu nehmen und bedürfen regelmäßiger ärztlicher Kontrollen. Die Folge von Nierenschäden können hoher Blutdruck und damit eine Herzüberlastung sein.

Wasserbehandlungen dürfen bei Nierenerkrankungen nie auf eigene Faust durchgeführt werden. Unter ärztlicher Aufsicht leistet Wasser sowohl zur Vorbeugung als auch zur Heilung und Nachbehandlung wertvolle Dienste.

Wärme in jeder Form trägt bei Nierenleiden zur Linderung bei. Kälte hingegen schadet auf jeden Fall. Warme Ganzbäder mit Zinnkrautabsud dienen der Erwärmung, Entspannung und Entstauung. Gut helfen auch Sitzbäder mit demselben Zusatz, den Sie wie folgt zubereiten:

Setzen Sie sechs Hand voll frisches Zinnkraut (Ackerschachtelhalm) oder 50 g trockenes Kraut (aus der Apotheke) zwei bis drei Stunden in zwei Liter kaltem Wasser an. Dann auf 37 °C erwärmen und ins Badewasser schütten. Beim Sitzbad soll das Wasser bis zum Rippenbogen reichen, der Oberkörper bleibt aus dem Wasser heraußen. Ein Sitzbad sollte rund 15 Minuten dauern. Anschließend das Wasser nur leicht abtupfen und mindestens eine halbe Stunde im Bett nachruhen.

Wer keine Badewanne zur Verfügung hat, lässt den heißen Duschstrahl fünf bis zehn Minuten auf die Nierengegend prasseln. Der Körper soll bei dieser Anwendung stark kreuzhohl gehalten werden. Die Temperatur soll so heiß sein, dass man sie gerade gut vertragen kann. Wichtig ist, sich nachher auf keinen Fall Zugluft oder Kälte auszusetzen. Am besten führen Sie diese Anwendungen am Abend durch und legen sich anschließend sofort ins Bett.

Sie können auch ein Frotteehandtuch in den erhitzten Zinnkrautabsud tauchen, auswringen und auf den Rücken im Bereich der Lendenwirbelsäule auflegen. Darüber kommt eine Plastikfolie (nicht bei empfindlicher Haut) oder ein trockenes Tuch. Achten Sie darauf, dass der Wickel nie auskühlt. Sie können ihn ja öfter in den Absud eintauchen. Der Raum, in dem Sie die Behandlung durchführen, muss warm sein, da sonst Erkältungsgefahr besteht. Die Wickelbehandlung soll rund eine Stunde dauern. Nachher sofort ins Bett und schlafen!

Zur inneren Anwendung: Ausreichende Flüssigkeitszufuhr ist schon für Gesunde wichtig – umso mehr jedoch für Nierenkranke. Mindestens zwei Liter sollen täglich getrunken werden, falls der behandelnde Arzt bei speziellen Erkrankungen (z. B. schwerer

Nierenschwäche) nicht anders entscheidet. Am besten decken Sie Ihren Flüssigkeitsbedarf mit Tees. Hier einige Rezepte für harntreibende Tees, die aber mit dem Arzt abgesprochen werden müssen:

Grüner Hafertee

Mischen Sie 75 g grünes Haferkraut mit 10 g Brennnesselkraut und 5 g Frauenmantel und übergießen Sie 6 Teelöffel dieser Mischung mit 1 Liter kochendem Wasser.

Kräutertee

Mischen Sie 30 g Bärentraubenblätter, je 20 g Birkenblätter, Melissenblätter und Goldrutenkraut sowie 10 g Lindenblüten. Gießen Sie 2 Esslöffel davon mit 1 Tasse heißem Wasser auf. Trinken Sie von dem Tee 2 Wochen lang täglich 2 bis 3 Tassen.

Tipp von Prof. Hademar Bankhofer:

Harnsteine

Prof. Dr. G. Steahler, Leiter der Abteilung Urologie am Klinikum der Universität Heidelberg, hat darauf hingewiesen, dass 90 Prozent aller Harnleitersteine von selbst abgehen, wenn man bestimmte Hausmittel anwendet:

Viel Bewegung macht (Rad fahren, Seil springen, Treppen steigen) und täglich 2 Liter Flüssigkeit trinkt (Mineralwasser, Harntee).

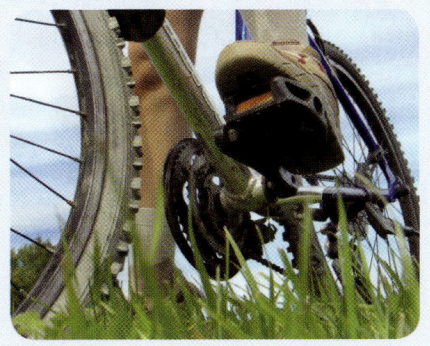

Wichtig dabei ist aber, dass Sie ständig in ärztlicher Behandlung sind.

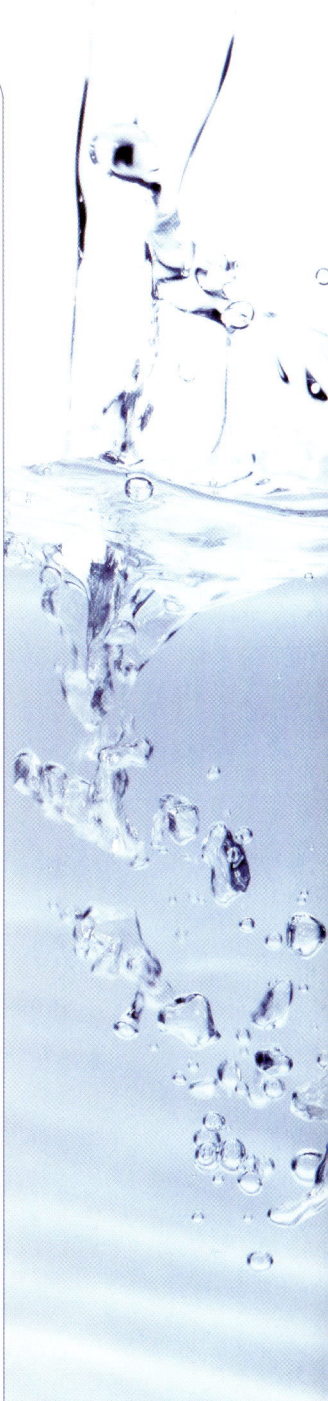

Blasenentzündung

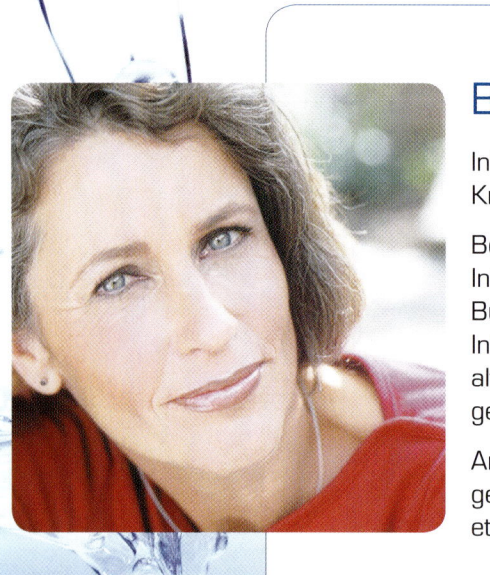

Infektionen des Harntrakts gehören zu den häufigsten Krankheiten.

Bei Säuglingen und Kleinkindern sind die Gründe für Infektionen Fehlbildungen des Harntrakts. Besonders Buben im ersten Lebensjahr leiden häufig an solchen Infektionen. Ab dem ersten Lebensjahr bis zum Schulalter sind aber Mädchen häufiger von Blasenentzündungen betroffen.

Am zweithäufigsten leiden Frauen an Blasenentzündungen. Das Risiko einer Harnwegsinfektion ist bei Frauen etwa 50-mal so hoch wie bei Männern!

Folgende Umstände führen zu erhöhter Anfälligkeit für Harnwegsinfektionen:

- Angeborene Auffälligkeiten und Abnormitäten im Harntrakt oder gestörte Funktion des Harnflusses

- Manipulation am Harntrakt (Katheder, sexuelle Praktiken)

- Zuckerkrankheit

- Nieren- und Harnsteine

- Unterdrückung der körpereigenen Abwehr (z. B. nach Nierentransplantationen)

- Schwangerschaft

- Verminderter oder fehlender Harnfluss, z. B. bei Dialysepatienten

Die Diagnose wird durch den Nachweis von weißen Blutkörperchen und Bakterien im Harn gestellt. Eine unkomplizierte Harnwegsinfektion bei Frauen wird durch Kurzzeittherapie mit Antibiotika geheilt. Die stets komplizierte Harnwegsinfektion des Mannes bedarf einer konsequenten Behandlung über Monate.

Ab dem 50. Lebensjahr neigen Männer durch Abflussstörungen einer vergrößerten Prostata und Frauen durch eine Gebärmuttersenkung öfter an Infektionen des Harntrakts.

Zur Vorbeugung und Behandlung sollten täglich mindestens 2 bis 3 Liter Wasser getrunken werden (mit dem Arzt besprechen).

Nierenkrankheiten

Die Niere ist unser zentrales Stoffwechselorgan. Sie wäscht sozusagen unser Blut. Eine Störung der Nierentätigkeit führt automatisch zu einer Störung der Stoffwechsel- und Ausscheidungsfunktion.

Der am Anfang einer Nierenschwäche auftretende Durst muss mit großen Trinkmengen abgefangen werden (2,5 bis 3 Liter).

Bei chronischer Nierenschwäche ist die regelmäßige Gewichtskontrolle unerlässlich. Mit ihr kann die Flüssigkeitsbilanz des Organismus zuverlässig kontrolliert werden. Bei Gewichtszunahme wird die tägliche Harnmenge gemessen.

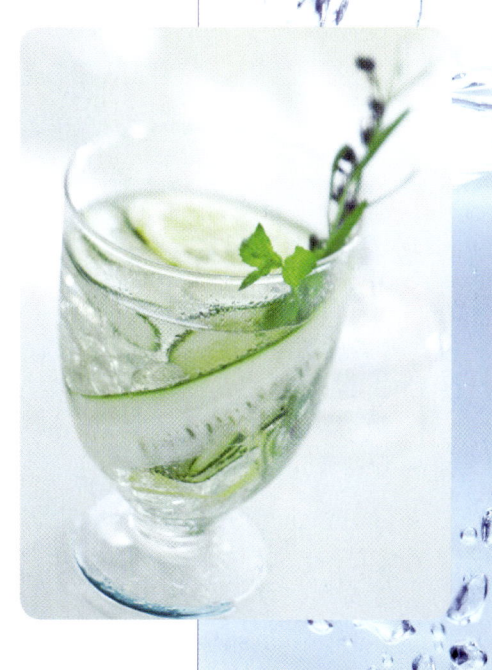

Wird die Menge geringer, muss auch die tägliche Flüssigkeitszufuhr eingeschränkt werden. Immer mit dem Arzt abklären!

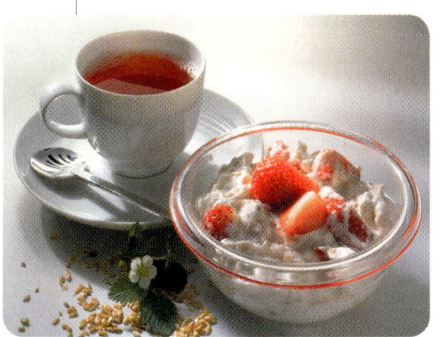

Nierenbeckenentzündung

Im akuten Stadium empfiehlt sich eine leicht verdauliche Kost mit viel Flüssigkeit. Die Flüssigkeitsmenge soll so groß sein, dass in 24 Stunden mehr als 2 1/2 l Harn ausgeschieden werden.

Eine Beschränkung bei Eiweiß und Kochsalz ist nicht erforderlich. Scharfe Gewürze sollten vermieden werden.

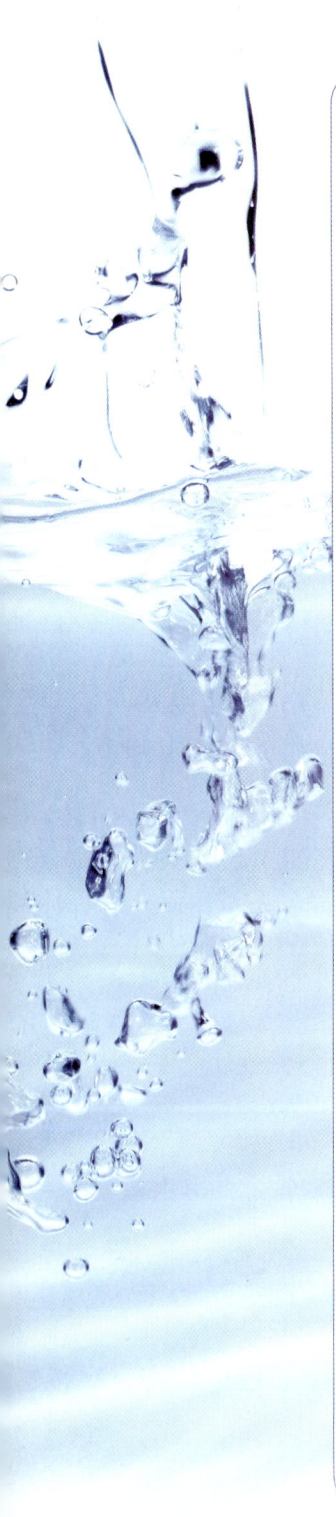

Nierenentzündung

Bei akuten Entzündungen empfiehlt sich eine leichte Normalkost mit Beschränkung von Eiweiß und Kochsalz. An Gesamtenergiemenge darf nicht gespart werden, da es sonst zum Abbau von körpereigenem Eiweiß kommt.

Trinken sollte man so viel, wie der Harnmenge vom Vortag plus 1/2 l entspricht.

Wenn die Entzündung zur Einschränkung der Nierenfunktion führt, muss auch die Kalium- und Eiweißaufnahme reduziert werden, ebenso die Flüssigkeitszufuhr. Behandlung und Ernährungs- und Trinkplan werden vom Arzt festgelegt und sind genau einzuhalten.

Chronische Nierenerkrankungen

Flüssigkeitsreduzierung ist so lange erforderlich, wie noch Flüssigkeitsansammlungen im Körper bestehen. Bestehen Anzeichen, dass die Nierenfunktion nachlässt, muss die Eiweißmenge ebenfalls reduziert werden.

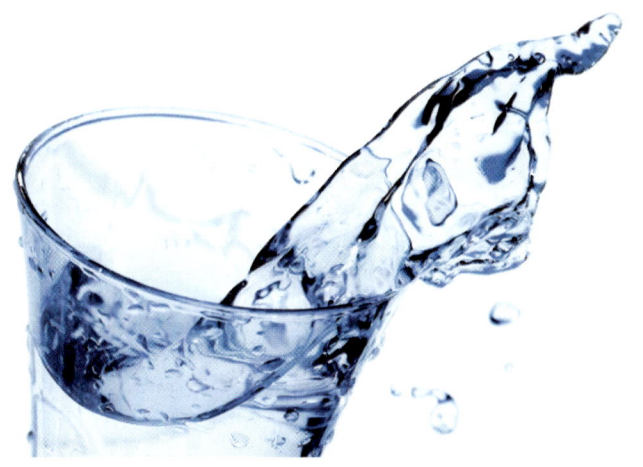

Nierensteine

Im akuten Stadium einer Steinkolik sollte man weder essen noch trinken. Der früher oft empfohlene Ratschlag viel zu trinken verschlimmert noch die Kolikbeschwerden.

Erst wenn die Kolik vorüber ist und keine Herzkrankheit vorliegt, können innerhalb von 24 Stunden 2 bis 3 1/2 l getrunken werden. Empfehlenswert sind verdünnte Gemüse- und Obstsäfte, Mineralwasser und Tee.

Tipps gegen Nierensteine:

Vorbeugend genug trinken (2 bis 3 1/2 Liter in 24 Stunden). Die Trinkmenge soll so groß sein, dass im Harn ein spezifisches Gewicht (messbar mit einem Harnstreifen) von 1,015 nicht überschritten wird. Die Harnmenge soll bei Erwachsenen mindestens 1,5 bis 2 Liter betragen.

Die Flüssigkeitsmenge soll gleichmäßig auf den Tag verteilt werden. Trinken Sie auch vor dem Schlafengehen und nach jedem nächtlichen Wasserlassen.

Wenn man Nierensteine hat, darf man nicht in die Sauna gehen.

Erhöhen Sie die Flüssigkeitszufuhr in bestimmten Situationen:

- starkes Schwitzen
- Fieber
- Durchfall
- Aufenthalt in heißen Gegenden

- Empfehlenswerte Getränke sind ungezuckerte Blasen- und Nierentees, ungezuckerte Früchte- und Kräutertees, verdünnte Obst- und Gemüsesäfte, Leitungswasser, kalziumarmes Mineralwasser (Kalziumgehalt unter 150 mg).

- Bedingt und nur in kleinen Mengen empfehlenswert sind Bohnenkaffee (weniger als 2 bis 3 Schalen), Colagetränke und gezuckerte Limonaden. Alle alkoholhaltigen Getränke, auch Bier, sind völlig ungeeignet.

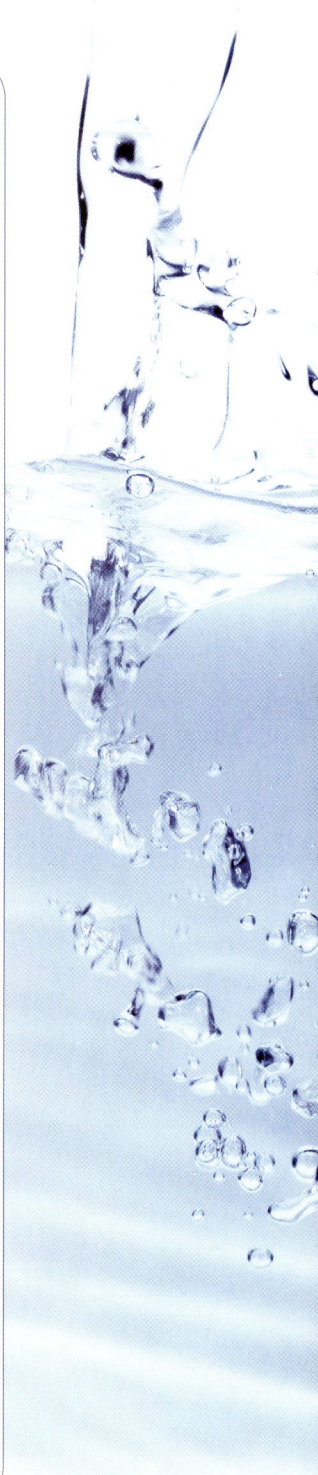

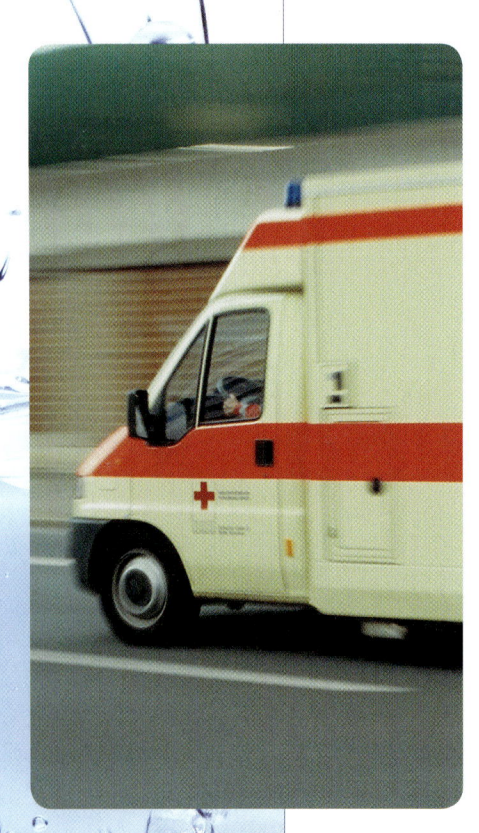

Nierenversagen mit Blutwäsche

In diesem Fall darf die Eiweißzufuhr nicht ganz beschränkt werden. Pro Tag müssen etwa 60 bis 80 g biologisch hochwertiges Eiweiß zugeführt werden, an den Dialysetagen sogar das Doppelte.

- Die Trinkmenge darf die Menge des 24-Stunden-Harnes plus 1/2 l nicht überschreiten.

- Häufig kleine Mahlzeiten, gut über den Tag verteilt, essen.

- Trinken nur bei Durst. Nur aus kleinen Gläsern trinken.

- Lieber Kalorienhaltiges wie Milch, Säfte und Suppen trinken.

- Säfte als kleine Eiswürfel zu lutschen kann durststillender sein, als diese in flüssiger Form zu sich zu nehmen.

Bei jeder Form von Nierenerkrankungen müssen die Diät und die genaue Flüssigkeitszufuhr mit dem behandelnden Arzt abgeklärt werden.

Rheumatische Erkrankungen

Mit »Rheuma« bezeichnet man eine große Gruppe von Krankheiten verschiedenster Ursache, die das Knochensystem sowie die Gelenke und Weichteile als Bewegungselemente und zum Teil auch deren steuerndes Nervensystem befallen.

Eine strenge Trennung von degenerativem und entzündlichem Rheumatismus ist nur am Beginn möglich. Bei chronischen Verlaufsformen kommt es zu einer Überschneidung: Chronische Entzündungen führen zu degenerativen Folgeerscheinungen und umgekehrt sind bei degenerativen Veränderungen immer wieder entzündliche Schübe zu beobachten.

Die Heilkraft des Wassers kann zwar keine Wunder bewirken, aber Beschwerden deutlich lindern und in vielen Fällen sogar eine anhaltende Verbesserung der Situation bewirken.

Nun zur inneren Wasserbehandlung in Form von Tees. Zu jeder Rheumabekämpfung sollte eine Kur mit Brennnesseltee gehören.

Tee 1:

2 gehäufte Teelöffel Brennnesseln (entweder selbst gesammelt und getrocknet oder in Apotheken oder Drogerien gekauft) übergießen Sie mit einer Schale kochendem Wasser. Zehn Minuten lang ziehen lassen. Anschließend abseihen. Nicht zu heiß, schluckweise 3 Schalen täglich trinken. Die Kur sollte zweimal zwei Wochen dauern. Dazwischen eine Woche Pause einlegen.

Tee 2:

Brennnesseln, Weidenblätter, Birkenblätter und Zinnkraut zu gleichen Teilen mischen. Davon einen Esslöffel mit kaltem Wasser auf den Herd stellen. Kurz aufwallen lassen und dann zehn Minuten ziehen lassen. Drei Schalen täglich trinken.

Tee 3:

Ein Teil Wiesengeißbart, zwei Teile Faulbaumrinde, zwei Teile Birkenblätter, vier Teile Weidenrinde – einen Esslöffel dieser Mischung mit einem Viertelliter kochendem Wasser übergießen und zehn Minuten ziehen lassen. Morgens und abends eine Schale trinken. Diese Mischung bewährt sich auch bei Gicht. Nicht für Schwangere geeignet.

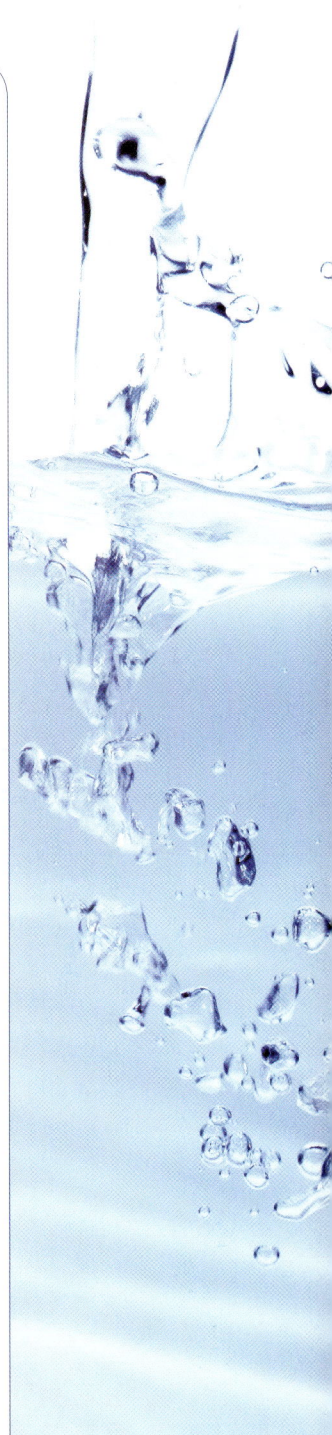

Chronisch Rheumakranke reagieren sehr gut auf Wärme. Äußerlich hilft alles, was die Durchblutung fördert und dadurch den Stoffwechsel verbessert (nicht beim akuten Anfall).

An erster Stelle sind hier Bäder zu nennen. Hier wirken neben der Wärme auch die pflanzlichen Zusätze.

Für ein Bad aus Birkenrinde nehmen Sie eine Hand voll Rinde, die Sie zehn Minuten in zwei Liter Wasser aufkochen. Dann ins Badewasser schütten. Legen Sie sich in die Wanne und bleiben Sie bei ansteigender Temperatur zwanzig Minuten im Wasser (mit 37 °C beginnen und Heißwasser zufügen bis 42 °C erreicht sind). In Birkenrinde können Sie dreimal wöchentlich baden. Achten Sie darauf anschließend gleich ins Bett zu gehen – Nachruhen ist bei dieser und ähnlichen Methoden enorm wichtig. Darf nicht bei Kreislauf- oder Venenproblemen durchgeführt werden.

Ein Bad aus Fichtennadeln kann ebenfalls rheumatische Beschwerden lindern. Drei Hand voll Nadeln in zwei Liter Wasser geben, eine Viertelstunde kochen und dann noch 15 Minuten ziehen lassen. Dem Badewasser beigeben und wieder zwanzig Minuten bei 37 °C darin baden. Dieses Bad sollte nur zweimal pro Woche angewandt werden. Fichtennadeln enthalten nämlich Terpentin, das bei übermäßigem Gebrauch die Haut reizen kann.

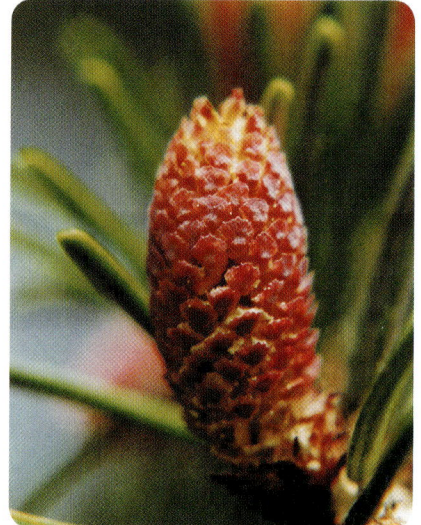

Versuchen Sie auch einmal ein Heublumenbad! Zwei Hand voll Heublumen mit zwei Liter Wasser kurz aufkochen. Dann noch etwa 15 Minuten ziehen lassen. Den Absud ins Badewasser gießen und wieder 20 Minuten bei 37 °C baden.

Gicht

Die Schmerzen sind ähnlich wie bei Rheuma, aber Gicht ist eine reine Stoffwechselstörung, während dies bei Rheumatismus umstritten ist. Die Erkrankung ist zwar genetisch bedingt, falsche Ernährung spielt aber eine krankheitsfördernde Rolle.

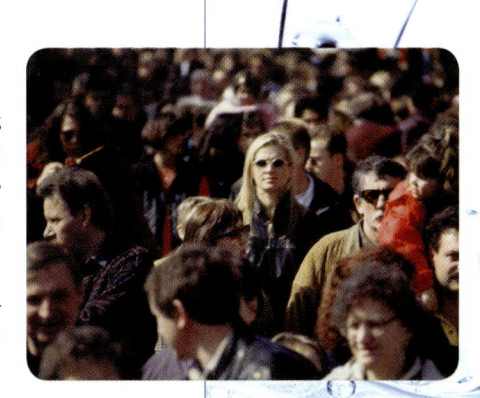

In Europa leiden etwa 0,5 bis 2,8 Prozent der erwachsenen Männer und 0,1 bis 0,6 Prozent der Frauen unter erblich bedingter Gicht.

Zur Vorbeugung gilt ein »gesunder« Lebensstil:

- Einschränkung der Energiezufuhr
- Einschränkung der Fettzufuhr
- Einschränkung der Zufuhr an gesättigten Fettsäuren
- Purinarme Ernährung
- Erhöhung der Zufuhr an pflanzlichen Lebensmitteln
- Mindestens 30 Minuten körperliche Bewegung am Tag
- Vermeidung von Alkohol
- Regelmäßige Vorsorgeuntersuchung
- Normalgewicht halten oder erreichen
- Kein Nikotinkonsum

Die medikamentöse Therapie hemmt entweder die Bildung von Harnsäure (Urikostatika) im Körper oder erhöht die Ausscheidung von Harnsäure (Urikosurika) über die Niere.

Bei erhöhten Harnsäurewerten und Gicht sollte möglichst viel getrunken werden. Die reine Trinkmenge sollte 2 Liter pro Tag übersteigen. Je mehr getrunken wird, desto mehr Harn muss ausgeschieden werden und desto niedriger ist die Harnsäurekonzentration im Harn. So kann der Entstehung von Nierensteinen vorgebeugt werden. Besonders kalorienfreie Getränke, wie Mineralwasser, Kräuter- und Früchtetees und verdünnte Fruchtsäfte sind empfehlenswert.

Vorsicht bei Alkohol! Gichtanfälle treten sehr oft nach einer durchzechten Nacht auf. Außerdem sollten Fleisch und Alkohol nie gleichzeitig konsumiert werden. Entweder eine kleine Fleischportion oder ein Glas Wein.

Entgegen früheren Empfehlungen braucht man heute nicht mehr ganz auf Kaffee, Tee und Kakao verzichten. Sie erhöhen die Harnsäurewerte nicht. Sie enthalten zwar Purine, diese werden aber nicht zu Harnsäure abgebaut.

Neben den Maßnahmen, die schon im Rheumakapitel erwähnt wurden, empfehlen sich bei Gicht vor allem Schlickbäder und Schlickpackungen (sie sind in Apotheken erhältlich).

Auch folgende Tees können helfen:

Birkenblättertee

Eine Hand voll Birkenblätter wird abends in rund Dreiviertelliter Wasser kalt angesetzt. Morgens aufkochen lassen und abseihen. Birkenblättertee schmeckt ein bisschen bitter. Deshalb sollten Sie ihn mit Honig süßen. Trinken Sie drei Schalen täglich. Achten Sie darauf, dass der Tee nicht zu heiß und nur schluckweise getrunken wird.

Frühstückstee:

Ehrenpreis, Holunder, Melisse, Wacholder und Hagebutte zu gleichen Teilen vermengen. Einen Esslöffel mit einem Viertelliter heißem Wasser übergießen und einige Minuten ziehen lassen. Wieder leicht mit Honig süßen und ebenfalls schluckweise trinken.

Zinnkrauttee

wird wie Birkenblättertee am Abend kalt angesetzt. 2 Teelöffel reichen für 1/4 Liter Wasser. Man kann das Kraut aber auch heiß übergießen, muss dann den Tee jedoch eine halbe Stunde ziehen lassen.

Spezialtee nach Willi Dungl:

Mischen Sie Brennnesseln, Birkenblätter, Wacholderbeeren, Zinnkraut, Hauhechel und Goldrute zu gleichen Teilen. Einen Esslöffel davon mit einem Viertelliter kochendem Wasser übergießen. Zehn Minuten ziehen lassen und abseihen. Trinken Sie den Tee ungesüßt zwei- bis dreimal täglich.

Tipp von Prof. Hademar Bankhofer:

Harnsäure

Bei zu viel Harnsäure hilft eine 3-Wochenkur mit täglich 3 Tassen Birkenblättertee. Trinken Sie über einen längeren Zeitraum täglich 2 Liter Mineralwasser.

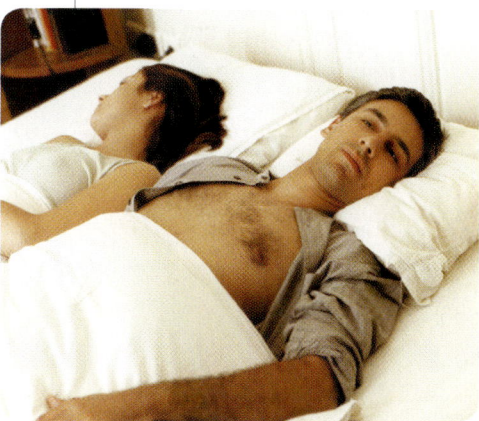

Schlaflosigkeit

Schlafstörungen gehören in unserer stressbetonten Zeit zu den häufigsten gesundheitlichen Störungen. In unserem Gehirn gibt es ein Schlafzentrum und eine Struktur, die für das Wachsein verantwortlich sind. Zwischen beiden besteht ein Wechselspiel. Schlafstörungen beruhen also unter anderem auch auf einer Funktionseinschränkung im Gehirn. Aber auch ungünstiges Raumklima

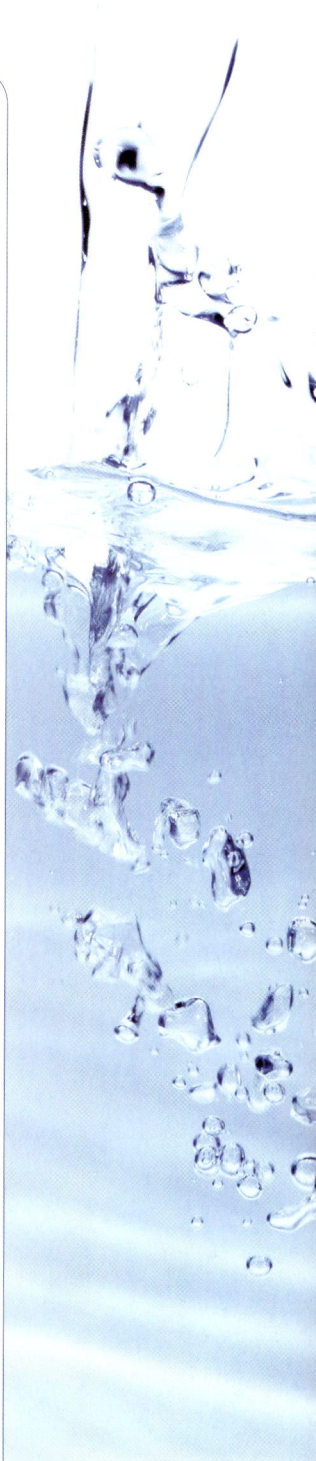

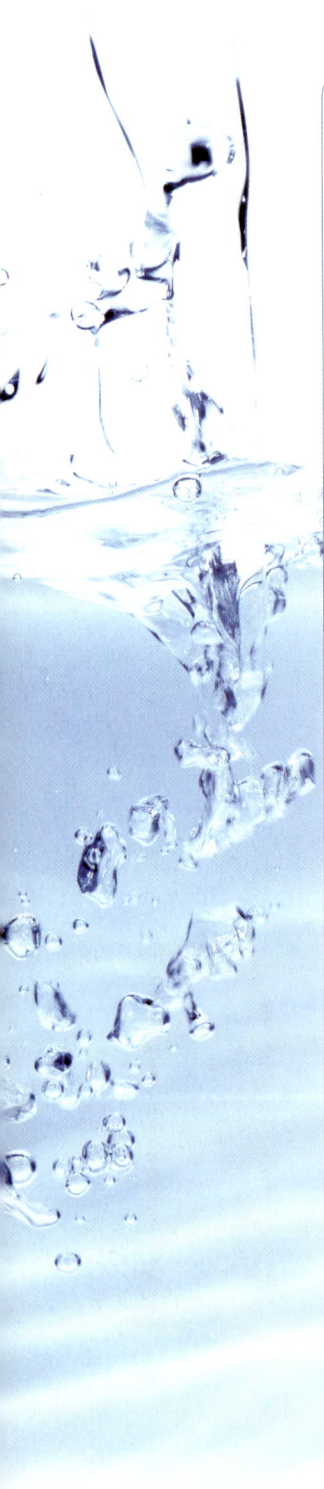

oder zu reichliches Trinken am Abend können die Nachtruhe stören. Vor allem bei Blasenschwäche oder Prostataleiden sollte am Abend nicht zu viel getrunken werden.

Wir unterscheiden zwei Arten von Schlaf: Den so genannten Rem-Schlaf, bei dem die Augen bewegt werden, ohne dass der Schlafende erwacht. In dieser Phase wird mit Hilfe von Träumen am Tag Erlebtes verarbeitet. Der klassische Schlaf (Delta Schlaf) geht mit einer Verlangsamung im Hirn einher und bringt die eigentliche Erholung.

Länger dauernder Schlafentzug führt zu einer Kettenreaktion: Die Merkfähigkeit lässt nach, die Erregbarkeit wird gesteigert. Das Gehirn kann sich nicht erholen und ist den täglichen Anforderungen nicht mehr gewachsen.

Schlafstörungen mit Alkohol oder Medikamenten zu bekämpfen, ist natürlich der falsche Weg und noch dazu gefährlich. Zu schnell entsteht Abhängigkeit und ein Teufelskreis, der nur schwer wieder durchbrochen werden kann.

Ein natürliches aber durchaus wirksames Mittel, Schlafstörungen in den Griff zu bekommen, ist das Heilmittel Wasser. Neben so genannten »Schlafbädern« mit Mischungen aus verschiedenen Kräutern (Melisse, Baldrian, Lavendel, Fichtennadeln und Hopfen) eignet sich auch das Wassertreten von Pfarrer Sebastian Kneipp. (Näheres siehe Kapitel Kneippen). Auch Tees für Entspannung und ruhiges Einschlafen sind empfehlenswert.

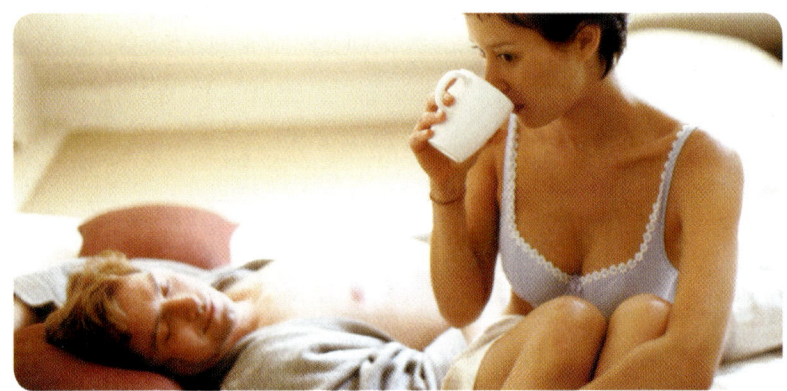

Hier drei Tee-Rezepte:

1. Zwei Teelöffel einer Mischung aus gleichen Teilen Baldrian und Melisse mit einem Viertelliter kochendem Wasser übergießen und 15 Minuten ziehen lassen. Die Baldrianwurzel muss man einige Stunden vorher kalt ansetzen. Trinken Sie den Tee langsam und bedächtig. Er darf übrigens nur lauwarm sein. Sie können dem Melissentee ohne weiteres auch Baldriantropfen beigeben (1 Kaffeelöffel).

2. Mischen Sie zu gleichen Teilen Baldrian, Melisse und Lavendel. Einen Esslöffel davon mit einem Viertelliter Wasser kalt zustellen, bis zum Sieden erhitzen, zudecken und zehn Minuten ziehen lassen.

3. Zwei Teile Baldrianwurzel, je einen Teil Hopfen und Orangenblüten für die dritte Teemischung verwenden. Die Baldrianwurzel sollte am Morgen kalt angesetzt werden. Abends erhitzen und die anderen Zutaten beifügen. Zehn Minuten ziehen lassen und schluckweise trinken.

Um einen erholsamen Schlaf zu erzielen, muss auch auf ein angenehmes Klima im Schlafzimmer geachtet werden. Die Luft sollte nicht zu warm und vor allem auch nicht zu trocken sein (Klimaanlage und Zentralheizung), sonst werden die Schleimhäute »beleidigt«. Hängen Sie feuchte Tücher in der Wohnung auf.

Oder basteln Sie sich einen Luftbefeuchter. Stellen Sie zwei Schüsseln eng nebeneinander. Die eine füllen Sie mit Wasser, die andere bleibt leer. Legen Sie nun ein saugfähiges Handtuch so über beide Behälter, dass das eine Ende des Tuches im Wasser schwimmt, das andere sich aber in der trockenen Schüssel befindet.

Noch ein Tipp: Ein zu üppiges Abendessen kann ebenfalls den Schlaf stören.

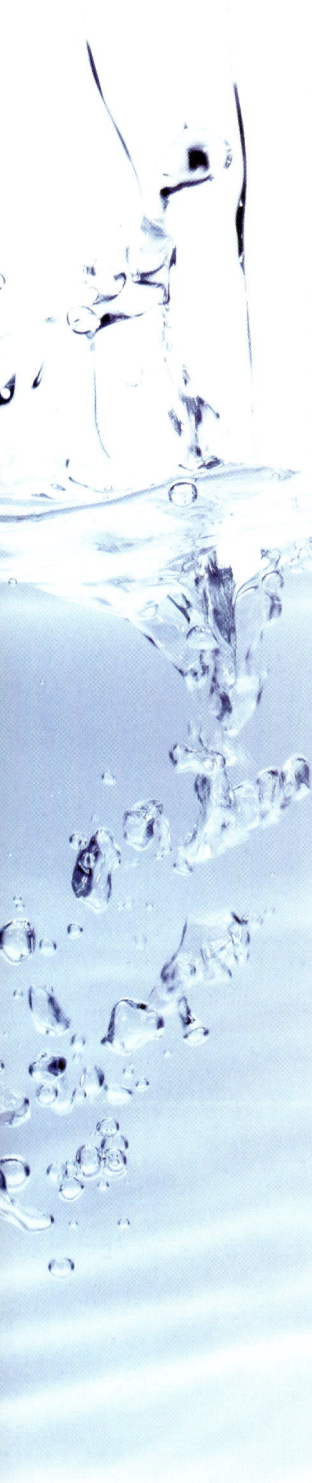

Schuppenflechte

Schuppenflechte (Psoriasis) ist eine sehr häufige Hauterkrankung und nicht nur ein gesundheitliches, sondern auch ein kosmetisches Problem. Viele Betroffene trauen sich nicht mehr in die Öffentlichkeit.

Wie entsteht Schuppenflechte?

Die Oberhaut teilt sich zehnmal so rasch wie die normale Haut. Dadurch erreichen zehnmal so viele Hautzellen die Hautoberfläche, wo sie als Schuppen abgegeben werden. In den tieferen Schichten der Haut läuft eine Entzündung ab.

Warum es zu dieser überstürzten Bildung von Oberhaut und zur Entzündung in den tieferen Hautschichten kommt, ist noch nicht vollständig geklärt.

Einige Therapiemöglichkeiten für die Behandlung:

Äußerlich:

- Kortisonhaltige Salben
- Cignolin
- Vitamin-D3-Analoga
- Phototherapie
- Salicylsäure
- Teer
- Sonne

Innerlich:

- Retinoide
- Methotrexat
- Cyclosporin

Besserung und Heilungsunterstützung bieten auch folgende Tees:

Fünf Teile Sandsegge und je drei Teile Klettenwurzel, Süßholzwurzel und Queckenwurzel. Drei Esslöffel davon werden mit einem halben Liter Wasser 15 Minuten gekocht. Abseihen und morgens und abends je einen Viertelliter ungesüßt und schluckweise trinken.

Zusätzlich sollten Sie noch zweimal pro Woche über zwei Monate ein Wannenbad mit Salz aus dem Toten Meer (erhältlich in Apotheken und Drogerien) nehmen.

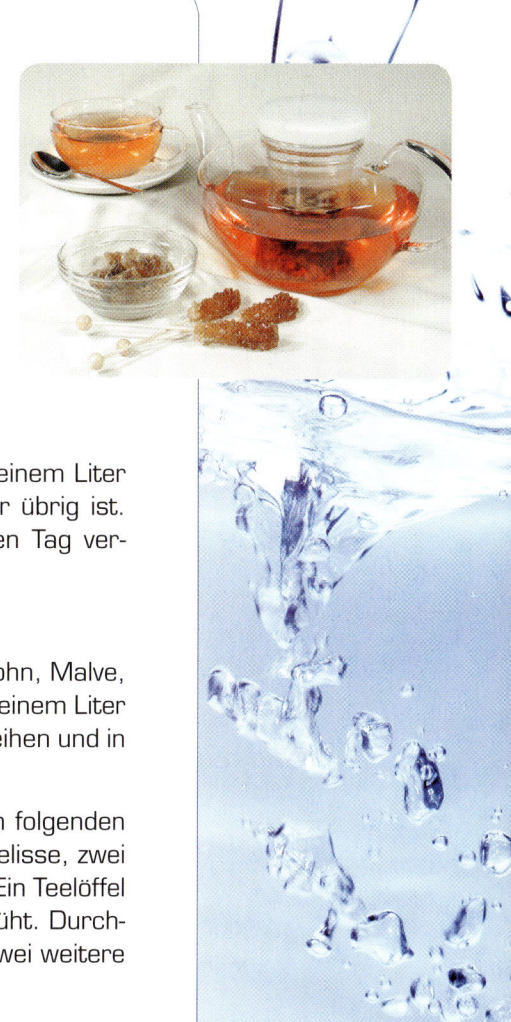

Zwei Teelöffel Tannenknospen werden mit einer Schale siedendem Wasser überbrüht. Fünf Minuten ziehen lassen. Trinken Sie davon einige Zeit zwei Tassen pro Tag und waschen Sie täglich die betroffenen Stellen.

Brennnesseltee: Eine Hand voll Brennnesseln wird mit einem Liter Wasser so lange gekocht, bis nur mehr ein Viertelliter übrig ist. Trinken Sie diese Menge in kleinen Schlucken über den Tag verteilt.

Mischen Sie zu gleichen Teilen Weizenstärke, Klatschmohn, Malve, Lindenblüten und Rosenblütenblätter. Drei Hand voll mit einem Liter Wasser übergießen, 15 Minuten ziehen lassen, durchseihen und in das Wannenbad gießen.

Während dieses Bades trinken Sie in kleinen Schlucken folgenden Tee: Zwei Teile Pomeranze, zwei Teile Anis, zwei Teile Melisse, zwei Teile Kamille und ein Teil Schafgarbe werden vermischt. Ein Teelöffel davon wird mit einer Schale siedendem Wasser überbrüht. Durchseihen und zwei Schalen in kleinen Schlucken trinken. Zwei weitere Schalen über den Tag verteilt genießen.

Zwei Teile Rosmarin, drei Teile Ehrenpreis, fünf Teile Löwenzahnkraut und fünf Teile Brennnesselwurzeln werden gemischt. Davon wird ein Teelöffel mit einer Schale siedendem Wasser übergossen. Zehn Minuten ziehen lassen, durchseihen und zwei Schalen pro Tag über drei Wochen trinken. Auch äußerlich auf die Hautstellen mit einem Lappen auftragen.

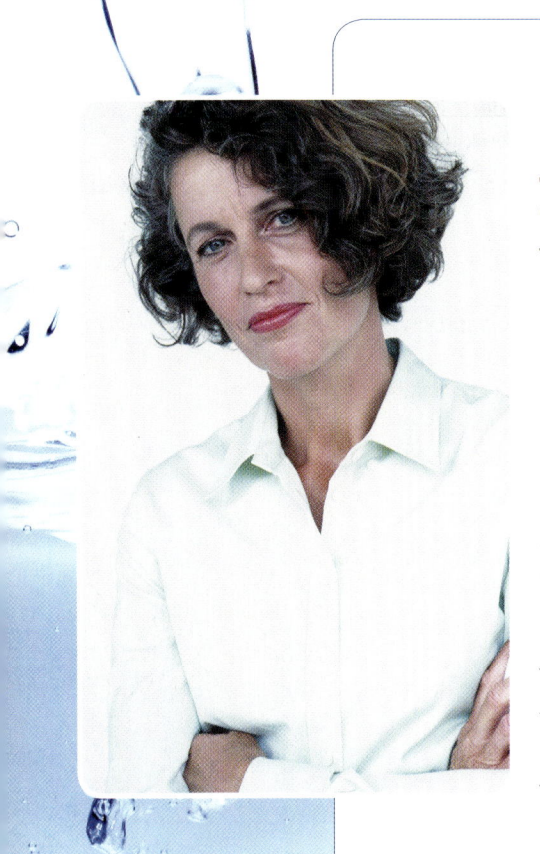

Frauenleiden

Jede Frau sollte regelmäßig zur Vorsorge-Untersuchung gehen!

Vielen Frauen bereitet die monatliche Regel erhebliche Beschwerden. Bis zu zwei Wochen vor Beginn der Menstruation treten nicht selten Spannungen in den Brüsten auf, die sehr schmerzhaft sein können.

Linderung bringt folgender Tee:

Mischen Sie Frauenmantel, Schafgarbe und Taubnesseln zu gleichen Teilen. Zwei Teelöffel davon werden mit einem Viertelliter kochendem Wasser übergossen. Fünf Minuten ziehen lassen und abseihen. Den Tee nicht zu heiß und schluckweise trinken. Zwei bis drei Schalen täglich sind durchaus empfehlenswert.

Vermeiden Sie bei Brustschmerzen, die im Zusammenhang mit der Regel stehen, einschnürende Büstenhalter, der Lymphstau wird dadurch verstärkt.

Falls bei der Menstruation Krämpfe auftreten, hilft diese Teemischung:

Frauenmantel, Kamille und Melisse zu gleichen Teilen mischen. Ein Esslöffel wird mit einem Viertelliter Wasser übergossen. Zehn Minuten ziehen lassen und schluckweise trinken. Sie können den Tee mit Honig etwas süßen.

Bei Kreuzschmerzen hilft folgender Tee:

Mischen Sie Frauenmantel, Hirtentäschlkraut und Zinnkraut zu gleichen Teilen. Davon zwei Teelöffel mit einem Viertelliter kochendem Wasser übergießen und fünf Minuten ziehen lassen. Lauwarm trinken. Bei gleichzeitigen Krampfzuständen können Sie einen Teelöffel Kamille beigeben.

Ein weiteres Problem vieler Frauen sind Wechselbeschwerden. Typische Beschwerden im Klimakterium sind Depressionen, Wallungen und Schwindelanfälle. Johanniskraut kann die Stimmung aufhellen.

Probieren Sie folgenden Tee:

Ein Esslöffel Johanniskraut wird mit einem Viertelliter kochendem Wasser übergossen. Zehn Minuten ziehen lassen und abseihen. Mit Honig süßen. Zwei bis drei Schalen über den Tag verteilt trinken, eine Dauer von vier bis fünf Wochen ist ideal. Vorsicht nur im Sommer, Johanniskraut hat die Eigenschaft, lichtempfindlich zu machen.

Im Zusammenhang mit Unterleibsschmerzen hat sich auch Majoran gut bewährt.

Übergießen Sie zwei Esslöffel mit einem halben Liter kochendem Wasser. Zehn Minuten ziehen lassen und vom Absud täglich zwei Schalen trinken.

Dieser Tee hilft gegen Krämpfe:

Mischen Sie zwei Teelöffel Johanniskraut mit drei Teelöffeln Meisterwurz. Diese Mischung mit einem halben Liter Wasser zehn Minuten kochen lassen. Vom Absud stündlich drei Esslöffel über den Tag verteilt einnehmen.

Entzündliche Erkrankungen sind grundsätzlich vom Arzt zu behandeln.

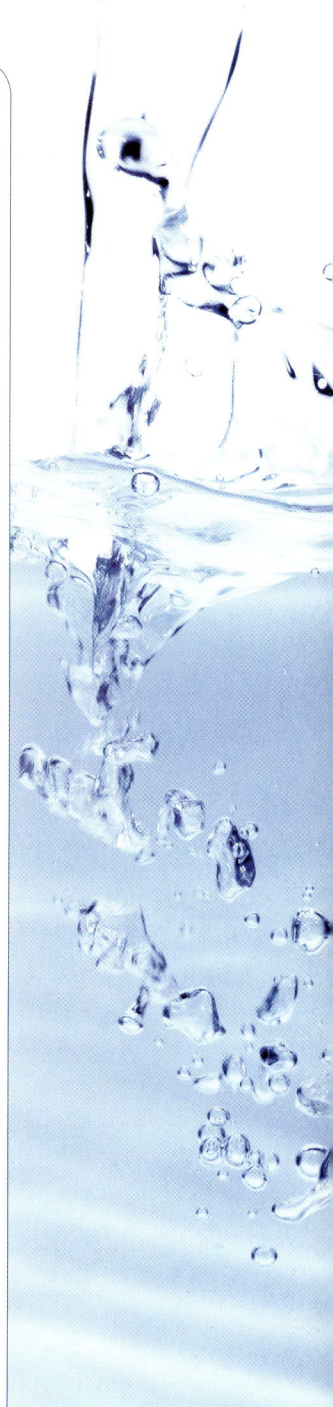

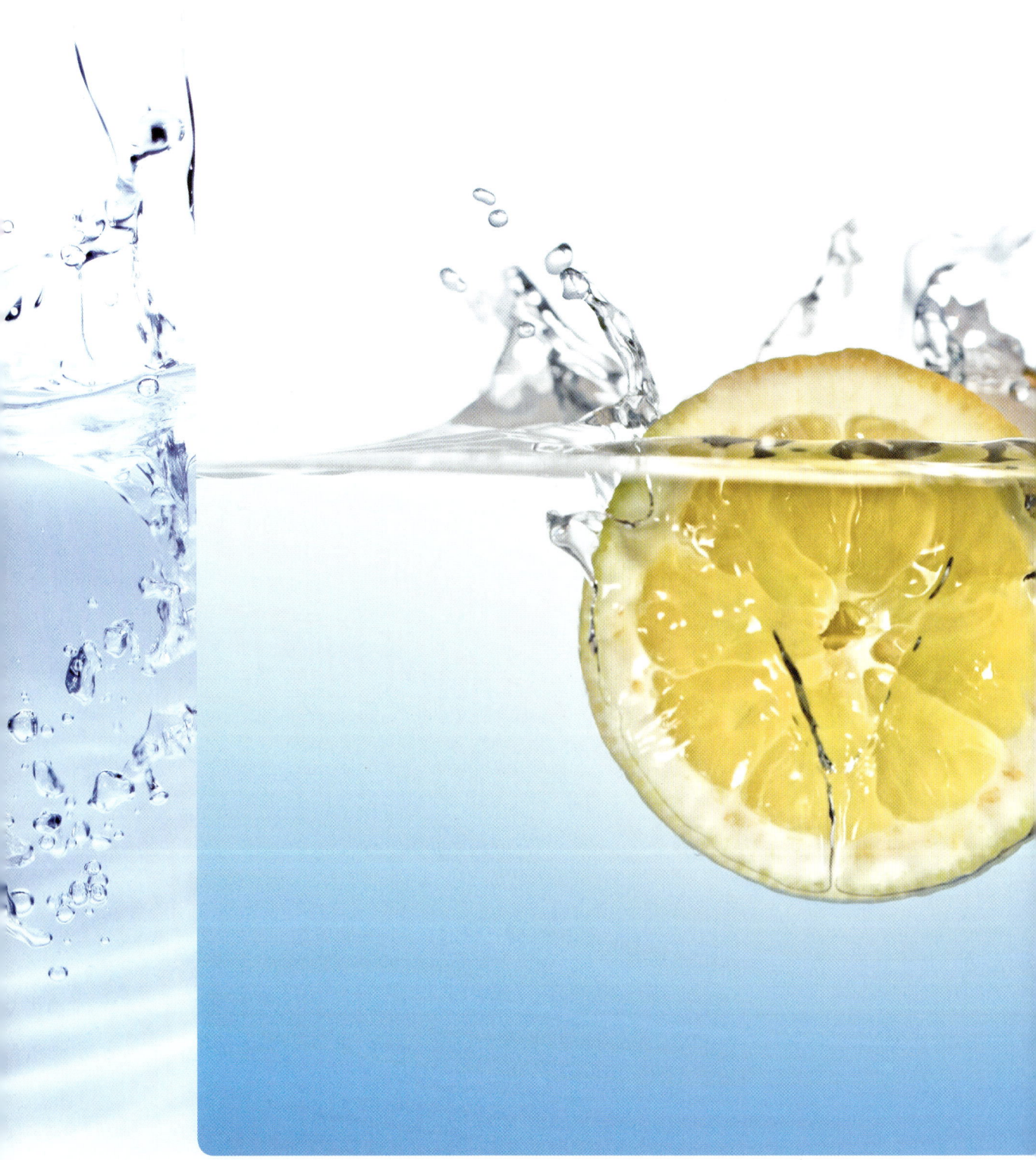

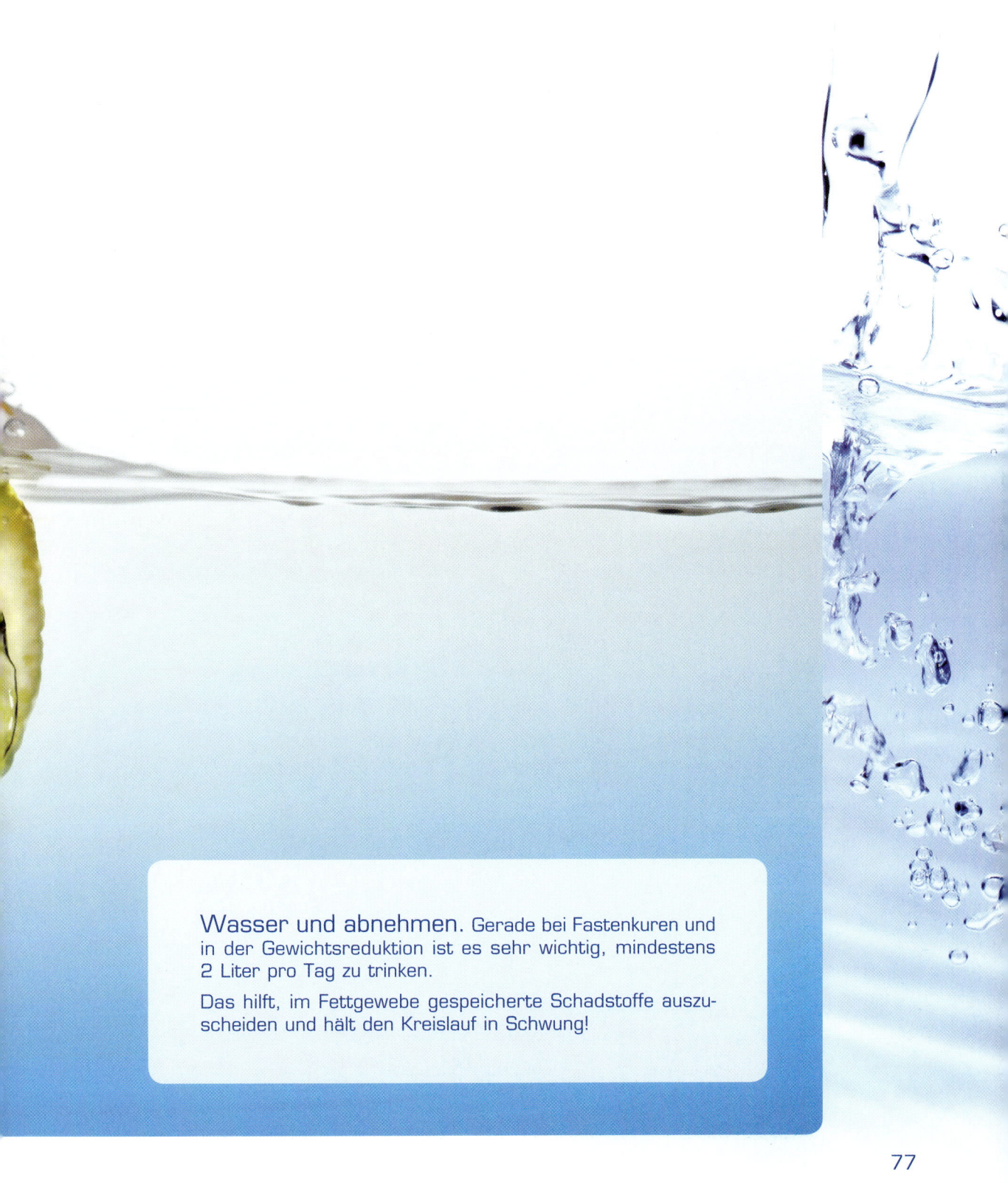

Wasser und abnehmen. Gerade bei Fastenkuren und in der Gewichtsreduktion ist es sehr wichtig, mindestens 2 Liter pro Tag zu trinken.

Das hilft, im Fettgewebe gespeicherte Schadstoffe auszuscheiden und hält den Kreislauf in Schwung!

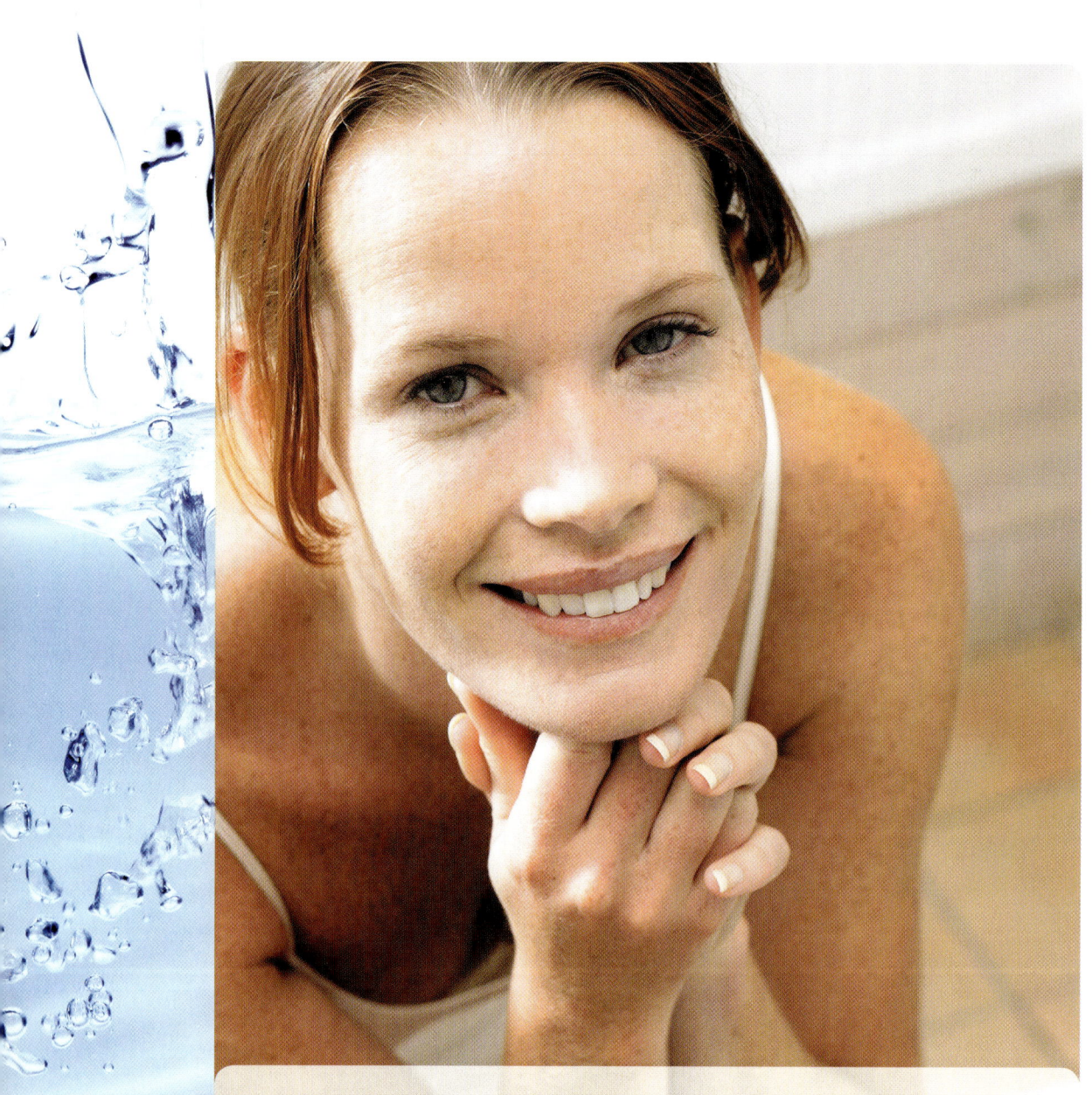

Wasser
und Entschlacken

»Machen Sie einmal im Monat einen Wassertag!« empfiehlt Prof. Hademar Bankhofer. Das entschlackt und macht fit. Trinken Sie ab 8 Uhr morgens zu jeder vollen Stunde 1/4 Liter kaltes Wasser mit ein paar Tropfen frisch gepressten Zitronensaft. Essen sollten Sie nur dann, wenn Sie sehr großen Hunger haben:

Morgens 1 Schnitte Vollkornbrot mit Kräuter-Cervais und 5 kleinen Tomaten, danach 1 Becher Fruchtjogurt.

Mittags eine Schüssel mit Blattsalaten, grün und rot gemischt.

Abends essen Sie 200 g Meeresfisch mit Salat. Bei großem Hunger trinken Sie zwischendurch eine Tasse Buttermilch.

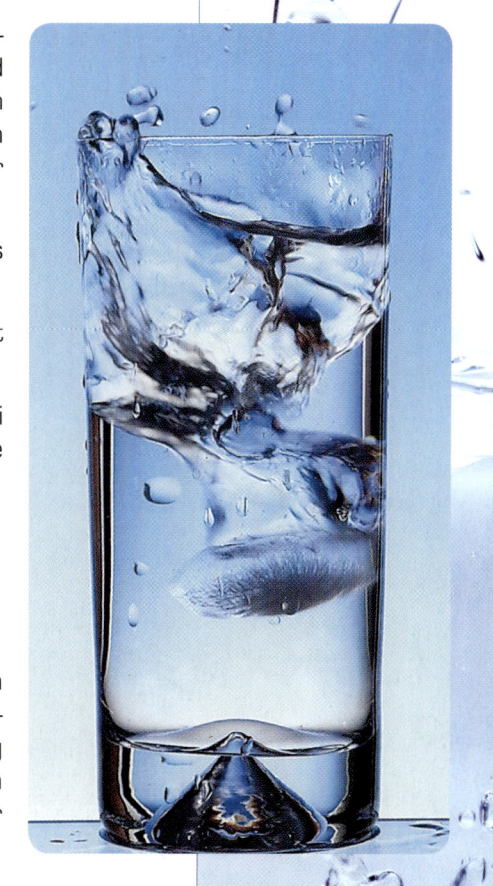

Kleine Fastenkur für zu Hause

Vorbereitungstag: Der Körper soll von der gewohnten Ernährung entlastet werden. An diesem Tag darf ausschließlich Obst gegessen werden. Teilen Sie am Tag etwa 1,5 Kilo Obst auf 3 Mahlzeiten auf. Trinken Sie an diesem Tag 2 bis 3 Liter Wasser oder einen mit Wasser stark verdünnten naturtrüben Apfelsaft.

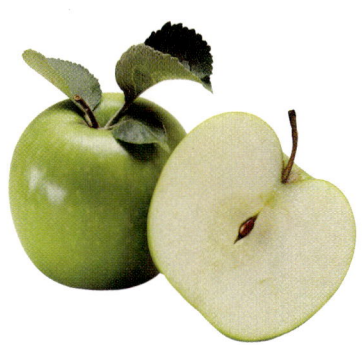

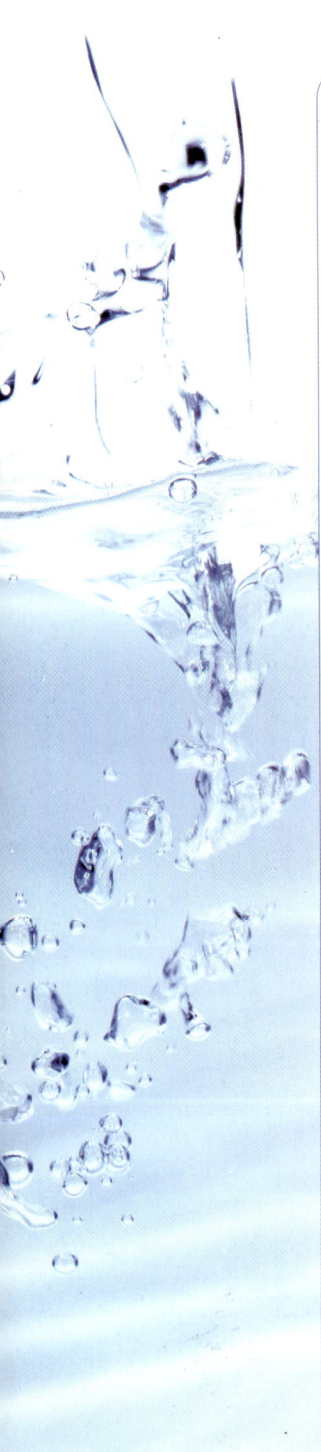

Nach dem Entlastungstag beginnen die eigentlichen 5 Fastentage. Jeder Tag muss, was die Nahrungszufuhr betrifft, gleich aussehen.

Morgens trinkt man 2 Tassen ungesüßten Pfefferminztee oder Mate-Tee.

Mittags gibt es dann eine Fastensuppe: 1 Kilo Kartoffeln und 1 Kilo Gemüse in kleine Stücke schneiden und in einen Topf mit 1 Liter kaltem Wasser geben. 3 Esslöffel geschrotetes Dinkelkorn dazugeben und mit Kümmel, Muskat, Pfefferkörnern, Lorbeerblatt, Liebstöckel und Ingwerpulver würzen. Kein Salz hineingeben! Kochen Sie das Ganze nun 30 Minuten. Dann lassen Sie den Topf zugedeckt einige Zeit stehen. Danach durchseihen und nur die Flüssigkeit löffeln.

Beim Fasten muss auch abends nach strengen Regeln konsumiert werden. Da gibt es den Abendtrunk und sonst nichts.

Abendtrunk 1:

Trinken Sie 1/8 l frisch gepressten Orangensaft mit 1/8 l Wasser gemischt.

Abendtrunk 2:

Trinken Sie in der gleichen Mischung 1/8 l Gemüsesaft aus biologischem Anbau mit 1/8 l Wasser.

Nach den 5 Fastentagen muss man nun 3 Aufbautage einlegen. An jeden dieser Aufbautage darf man jeweils einen Apfel, eine Karotte, 2 Walnüsse, 2 Haselnüsse, 1 Teller Kartoffelsuppe, Hirsesuppe oder Haferflockensuppe essen. Bekommt man dazwischen großen Hunger, ist eine Tasse Buttermilch erlaubt.

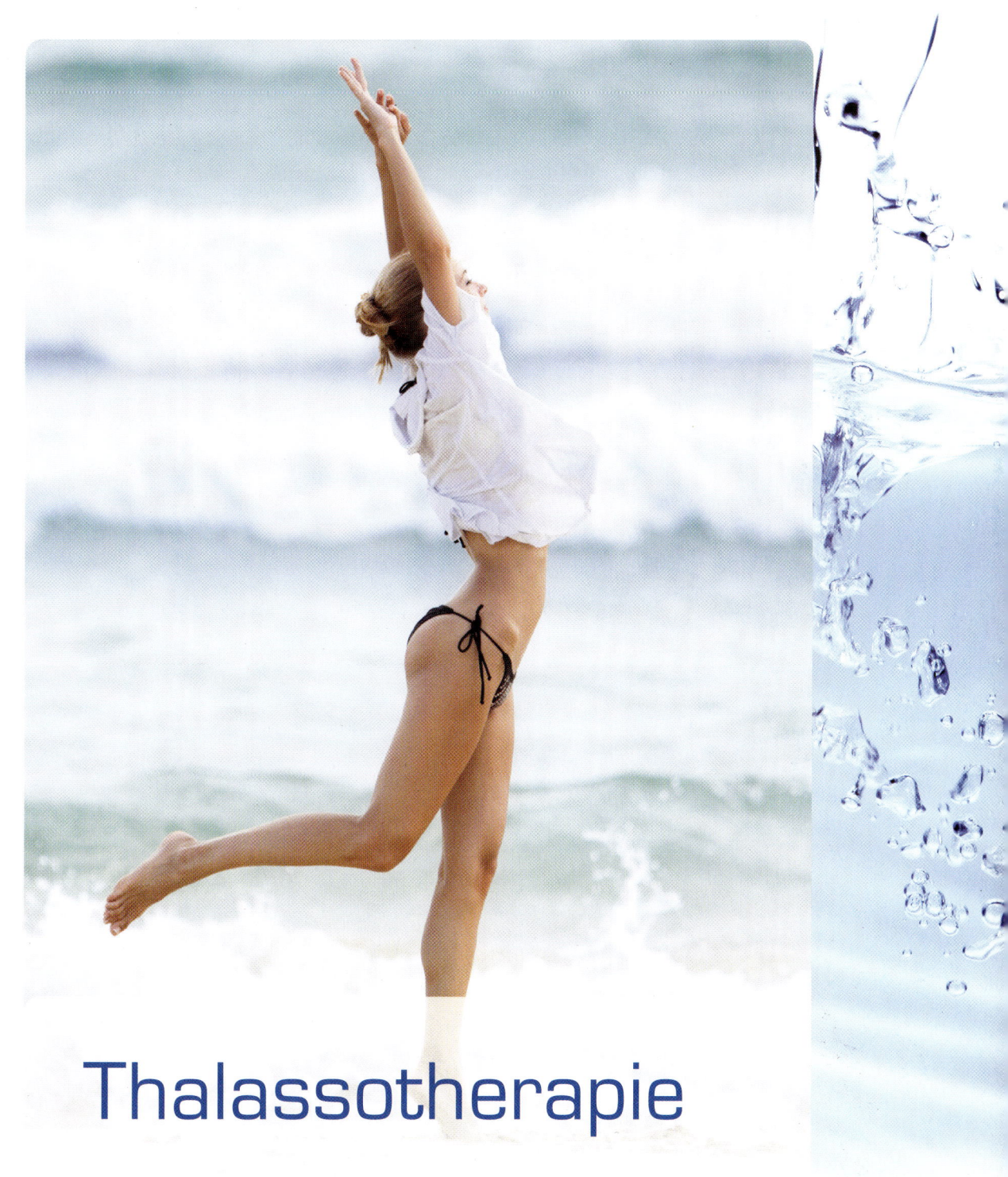

Thalassotherapie

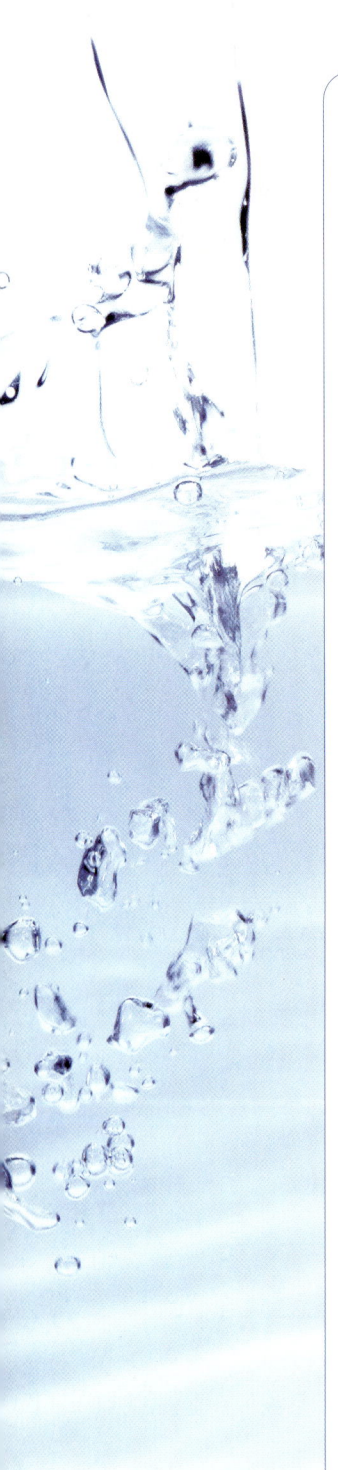

»Das Meer wäscht alle Leiden ab«, war der griechische Philosoph Platon überzeugt, nachdem er selbst durch Meerwasser geheilt wurde. Mit der Kraft des Meeres können Sie viel für Ihre Gesundheit und Schönheit tun.

Heute ist die Heilkraft der Thalassotherapie wissenschaftlich belegt. Sie wird bei Rheuma, Herzbeschwerden, Schilddrüsenleiden, Durchblutungsstörungen und Hauterkrankungen eingesetzt.

Für die Haut können Sie die Thalassotherapie als regelrechte Schönheitskur durchführen: Algen, Meersalz und Meerschlamm sind reich an Mineralstoffen und Spurenelementen, welche die Haut glätten und straffen.

Die Durchblutung wird angeregt, Schlackenstoffe werden aus dem Körper abtransportiert und die Sauerstoffversorgung und Zellerneuerung werden angekurbelt.

Mit einem Bad in Salzwasser können Sie aber auch Ihr Immunsystem stärken. Sie können die Thalassotherapie entweder in einem Kurzentrum oder in der eigenen Badewanne durchführen.

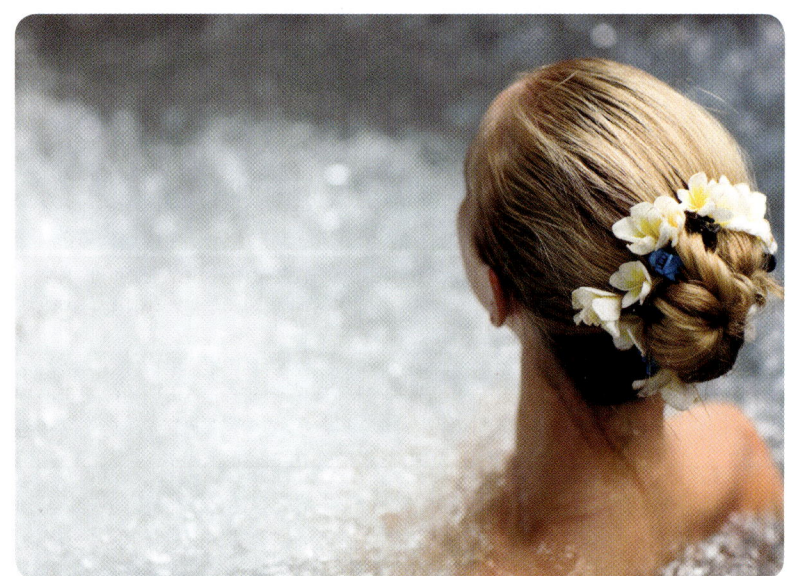

Hier ein paar Therapievorschläge:

Bei Bronchitis, Heuschnupfen und allergischem Asthma sollten Sie jeden Tag drei Stunden am Meer spazieren gehen.

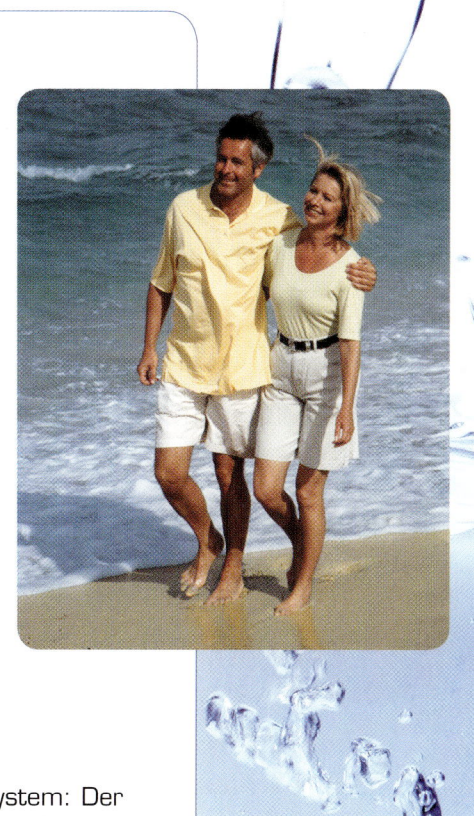

Die Luft ist staub- und allergenfrei. Die mikrofeinen Salzwassertröpfchen aus der Brandung befeuchten die Atemwege und heilen mit Kochsalz, Magnesium, Kalzium, Kalium. Der Erfolg stellt sich meist schon nach einer Woche ein. Empfohlenes Meer: Nord- oder Ostsee.

Bei Rheuma sollten Betroffene täglich 2 Stunden im mindestens 24 °C warmen Meer baden. Wegen des hohen Mineraliengehalts (z. B. Magnesium) werden Verspannungen gelockert, Entzündungen heilen ab und Schmerzen verschwinden. Erste Erfolge sind nach etwa 3 Wochen. Empfohlenes Meer ist das Mittelmeer und das Tote Meer.

Sonne und Meer stärken auch das vegetative Nervensystem: Der Stoffwechsel wird aktiviert, Müdigkeit und depressive Verstimmungen verschwinden. Etwa eine Woche sollten Sie dafür an der Nordsee verbringen.

Auch bei Schilddrüsenerkrankungen kann sich ein Aufenthalt am Meer positiv auswirken: Jod ist ein lebenswichtiger Grundstoff für die Erzeugung des Schilddrüsenhormons. Diese Schilddrüsenhormone regulieren über den Eiweiß- und Fettstoffwechsel den Wärmehaushalt des Körpers.

Die heimischen Ackerböden sind jodarm. Deshalb kann in unseren Breiten der Jodbedarf nur mit einer sehr ausgewogenen Ernährung unter Verwendung von jodiertem Kochsalz gedeckt werden.

In Mangelsituationen versucht die Schilddrüse den Mangel auszugleichen, indem sie sich krankhaft vergrößert. Die Folge ist der so häufige Kropf.

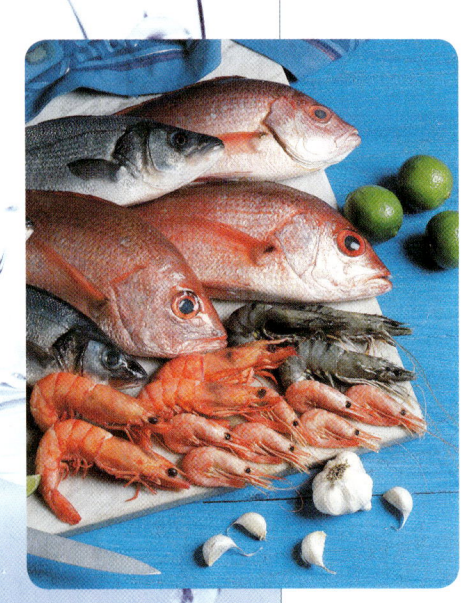

Essen Sie viel Seefisch, Muscheln und Algen. Verbringen Sie einige Wochen am Meer (Atlantik und Nordsee sind ideal) und gehen sie dort täglich 4 Stunden am Meer spazieren, die Seeluft ist sehr jodhaltig.

Schuppenflechte (Psoriasis) wird am Toten Meer behandelt. Der hohe Salzgehalt wirkt entzündungshemmend, die Schuppen lösen sich, UV-Licht bildet im Körper Vitamin D, das die Haut glättet.

Bei Neurodermitis löst das Meer die Entzündungsstoffe, z. B. Zytoleukin 1 und 2 aus der Haut und führt ihr Mineralstoffe und Spurenelemente (Jod, Selen, Zink, Brom) zu. Bevorzugte Meere: Totes Meer und Nordsee.

Auch Knochenbrüche heilen im warmen Meer schneller. Durch die Wellen- und Schwimmbewegung wird die Bruchstelle besser durchblutet. Die Mineralsalze festigen den Knochen. Zurückgebildete Muskeln werden wieder aufgebaut, verkürzte Sehnen gedehnt. Empfohlene Meere: Karibik, Mittelmeer.

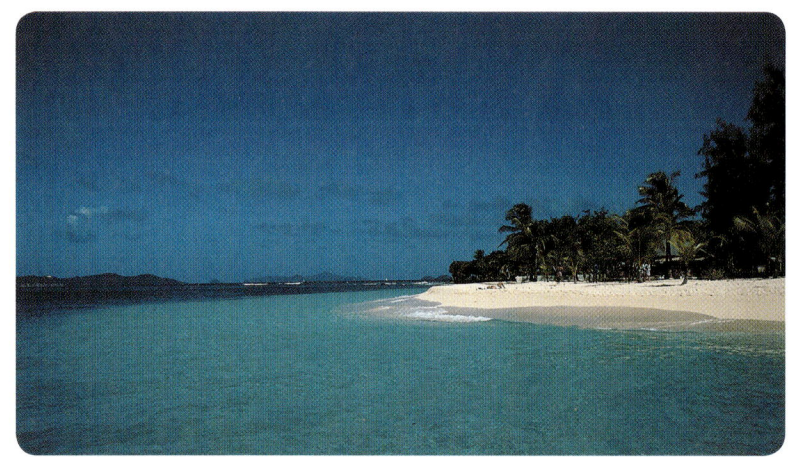

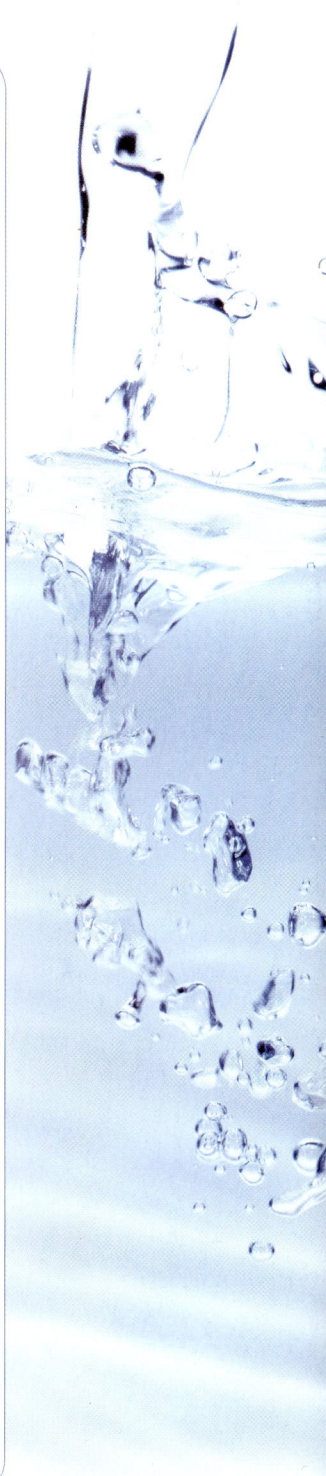

Und so können Sie eine Thalasso-Schönheitskur zu Hause durchführen:

Am Beginn jeder Thalassokur muss der Körper gründlich gereinigt werden, denn Talg und Schweißreste können das Eindringen verschiedener Wirkstoffe behindern. Gesicht und Körper mit einer Meersalzpeelingcreme einreiben. Gut mit warmem Wasser abduschen. Und jetzt kann es losgehen.
Die Produkte erhalten Sie entweder in der Apotheke oder in der Drogerie:

Meersalzbad

Die feinen Salzkristalle lösen sich im Wasser auf und entfalten ihre volle Wirkung. Ist die Salzkonzentration auf der Haut höher als im Gewebe, wird ein Ausgleich zwischen den Flüssigkeiten außen und innen geschaffen, indem ein Teil des Gewebswassers nach außen dringt. Gleichzeitig werden Mineralien und Spurenelemente von der Haut aufgenommen. Dieser Entwässerungseffekt macht sich auf der Haut deutlich bemerkbar: Sie wird straffer, rosiger und fester. Meersalzbäder sollten Sie nicht direkt vor dem Schlafengehen durchführen, da sie sehr anregend wirken.

Sprudelbad aus Algen

Für dieses Bad benötigen Sie Thalasso-Algen-Badetabletten. Lassen Sie 35 °C warmes Wasser in eine Badewanne. Legen Sie sich eine Tablette unter den Rücken. Die kleinen Bläschen massieren den Körper. Eine intensivere Massage erreichen sie durch eine Luftsprudelmatte.

Meerschlammmaske

Meerschlammmaske aus der Apotheke gleichmäßig dick auf Gesicht, Hals, Dekolleté und Schultern auftragen. 15 Minuten trocknen lassen und mit viel lauwarmem Wasser gründlich abspülen.

Algenpackung

Die heilenden Kräfte des Meeres sind bereits seit der Antike bekannt. Das Meerwasser ist reich an Mineralstoffen, Vitaminen und Spurenelementen. Meeresalgen speichern diese Nährstoffe in besonders hohem Maße in ihrem Zellkern. Eine Algen-Körperpackung wirkt entschlackend und entwässernd. Außerdem hat sie eine antiseptische und reinigende Wirkung.

Stellen Sie sich in die Badewanne und tragen Sie die Algencreme (aus der Apotheke) auf den ganzen Körper (außer Gesicht) auf. Danach mit einer Haushaltsfolie und einem Handtuch warm einpacken. 30 Minuten lang einwirken lassen. Am besten bleiben Sie gleich in der Wanne sitzen. Danach gründlich abspülen und am besten im Bett noch eine halbe Stunde nachruhen.

Um die Wirkung der Thalassoanwendungen zu verstärken, sollten Sie nach jedem Bad ein Getränk mit Algenextrakt trinken. Erhältlich ebenfalls in Apotheken und Drogerien. Schluckweise vor dem Schlafen trinken!

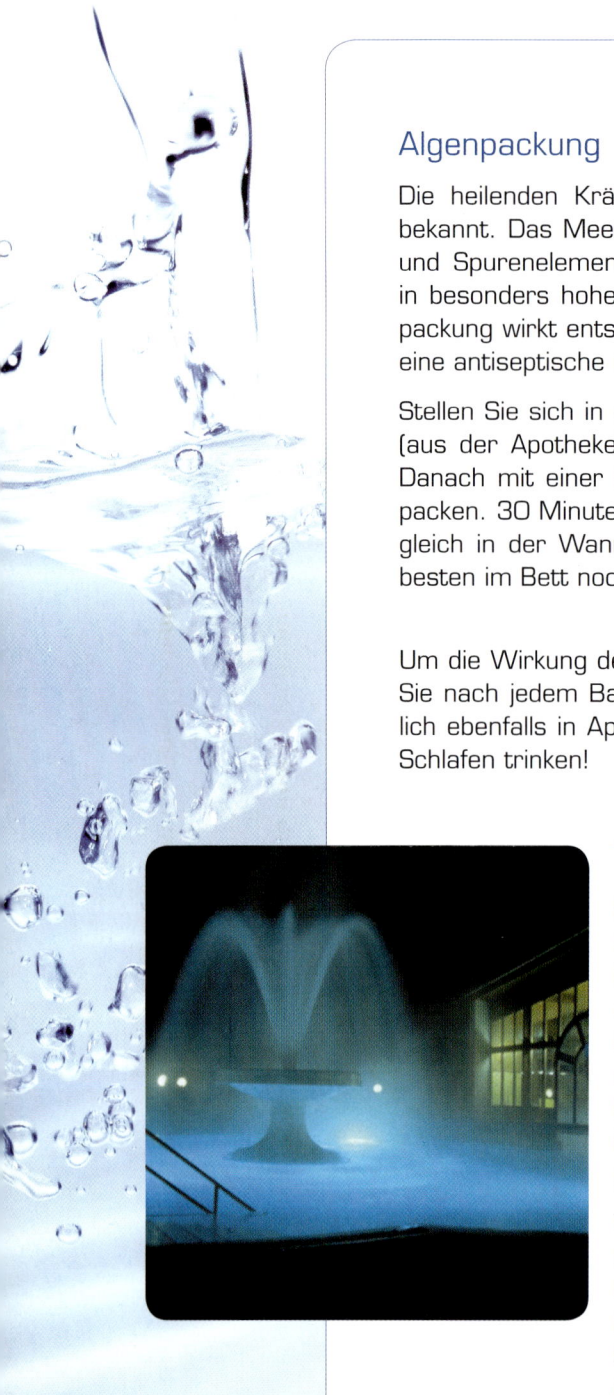

Thermalwasser

Schon seit dem 5. Jahrhundert vor Christus kamen Kranke zum Tempel des griechischen Heilgottes Asklepios, um in heißen Thermen oder Mineralquellen zu baden. Von den Griechen übernahmen die Römer die Wasserheilkunst und machten daraus einen regelrechten Badekult. Es entstanden öffentliche Badepaläste, in denen die Badewannen mit Thermalwasser gefüllt waren.

Warmes Wasser mit Temperaturen von bis zu 50 °C sprudelt auch in Österreich und Deutschland vielerorts aus dem Boden. Es enthält natürliche Zusätze wie Eisen, Jod, Kohlensäure, Salz, Schwefel, manchmal sogar radioaktive Stoffe, die in richtiger Dosierung heilend wirken können.

Baden in Thermalwasser wirkt sich auf mehrere Arten positiv auf den gesamten Organismus aus. Es beruhigt, lindert Schmerzen und wirkt ausgleichend auf die Hormonproduktion.

Enthält es zusätzlich Mineralstoffe, entfalten auch sie ihre heilende Wirkung. Nicht anwenden sollte man Thermalwasser bei Venenerkrankungen.

Die wichtigsten Thermalbäder sind:

Schwefelbäder

Schwefelbäder unterstützen die Heilung chronisch rheumatischer Erkrankungen, vor allem bei Gelenkentzündungen. Aber auch bei Akne, Schuppenflechte, Ekzemen und Schuppen können Schwefelbäder hilfreich sein. Zusätzlich werden die Hormondrüsen und der Stoffwechsel angeregt.

Jodbäder

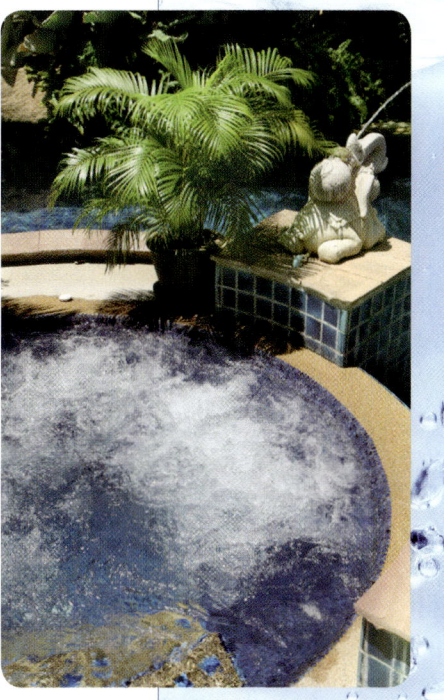

Wer seinen Kreislauf in Schwung bringen und seine Durchblutung fördern will, sollte ein Jodbad nehmen. Jod wirkt ausgleichend bei Bluthochdruck und Gefäßerkrankungen. Für Badekuren werden etwa 20 mg Jod pro Liter Wasser (durchschnittlich 37 °C) verwendet.

Die Wirkung beruht auf dem quellungsfördernden und dadurch elastizitätsvermehrenden Einfluss auf das Bindegewebe. Außerdem können Jodbäder auch bei Gefäßverkalkungen in verschiedenen Gefäßabschnitten, wie z. B. des Gehirns und des Herzmuskels und bei bestimmten Augenerkrankungen helfen.

Solebäder

Heilquellen, die sehr viel Salz enthalten, haben eine sehr positive Wirkung auf das Allgemeinbefinden. Sie stärken außerdem das Immunsystem und wirken bei vielen rheumatischen Erkrankungen.

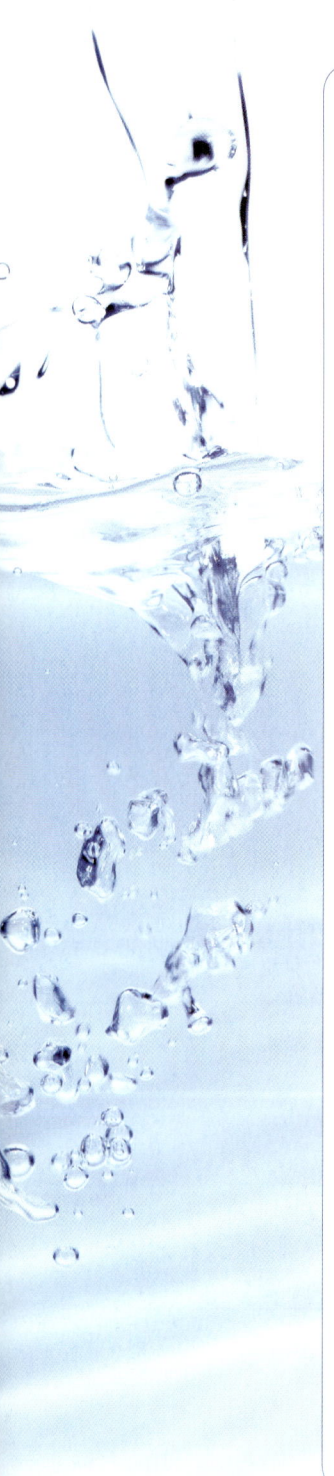

Diese Bäder eignen sich besonders gut als Nachbehandlung von Herz-Kreislauf-Erkrankungen. Der Blutdruck wird gesenkt und somit das Herz entlastet. Kohlensäure wirkt gefäßerweiternd und durchblutungsfördernd.

Nach dem Bad kann die Haut leicht gerötet sein. Bei Erkrankungen entscheidet der Arzt bzw. der Kurarzt über Art und Dauer des Bades.

Diese Bäder sollten nicht länger als 20 Minuten durchgeführt werden. Machen Sie im Wasser nur langsame Schwimmbewegungen oder lassen Sie sich einfach auf dem Rücken treiben. Vorher muss der Körper gründlich gereinigt werden. Danach in ein Badetuch oder einen Bademantel einwickeln und noch mindestens eine halbe Stunde ruhen.

Kohlensäurebäder

Diese wirken gefäßerweiternd, was von der Konzentration im Badewasser und von der Temperatur des Wassers abhängig ist. Um die Wirkung des Kohlensäuregasbades zu verstärken, wird Dampf zugesetzt.

Da Kohlensäure selbst kleinste Gefäße erweitert, wird die Durchblutung verbessert und der Gefäßwiderstand gegen den Blutstrom herabgesetzt. Der Blutdruck sinkt, das Herz muss sich nicht mehr so plagen.

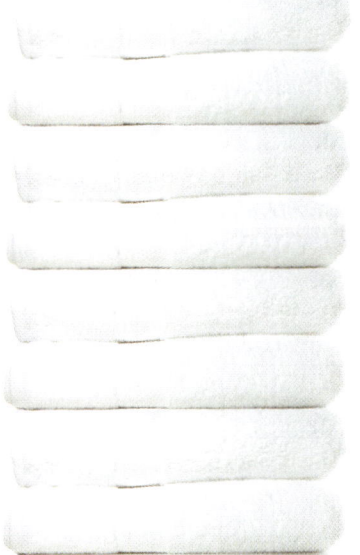

Wer einige Zeit im Kohlensäurebad liegt, wird bald eine silbrigglänzende Schicht am ganzen Körper entdecken. Später zeigt sich eine Hautrötung, die aber einige Minuten nach dem Bad wieder verschwindet.

Spezielle Anwendungsgebiete sind: Bluthochdruck, periphere Durchblutungsstörungen (etwa kalte Füße) und bestimmte Herzerkrankungen.

Über die Anwendung entscheidet der Arzt.

Radonbäder

Das radioaktive Edelgas Radon – das vor allem in den Heilquellen des Gasteiner Tales vorkommt – wird durch Haut und Lunge bevorzugt in Strukturen des zentralen Nervensystems aufgenommen. Radon wirkt aber auch auf endokrine Organe und regt dadurch beispielsweise die Sexualfunktionen an.

Heilanzeigen für Radonbäder sind vornehmlich chronische rheumatische Erkrankungen.

Nebenwirkungen durch die Radioaktivität sind nicht zu befürchten, wie groß angelegte Studien bewiesen haben.

Heilstollenbehandlung

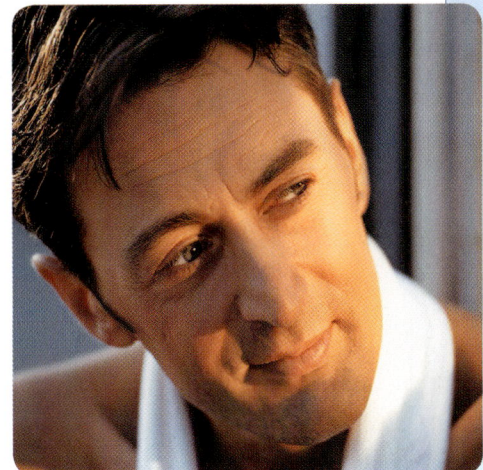

Die Behandlung in Thermalstollen (41 °C, hohe Luftfeuchtigkeit) ist bei rheumatischen Erkrankungen angezeigt. Der Aufenthalt in kühlen Stollen wird vor allem Patienten mit Asthma bronchiale empfohlen. Im Heilstollen wirken: Luftreinheit, Staubfreiheit, saueres Aerosol, Temperatur, Luftfeuchtigkeit, Allergenarmut und psychische Faktoren. 90 Prozent der Asthmakranken werden positiv beeinflusst.

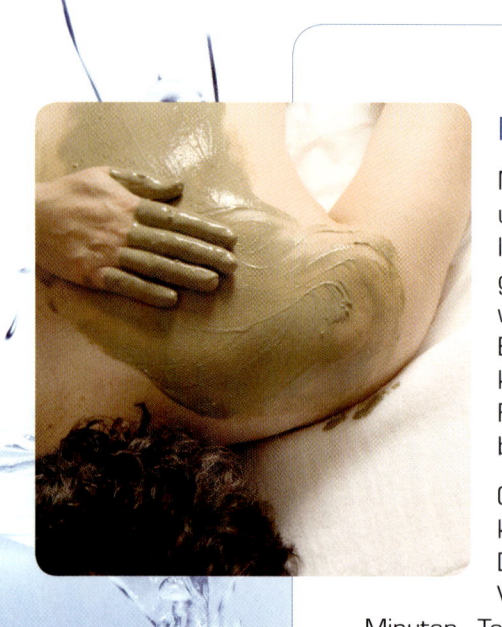

Moorbehandlungen

Moor wird in Form von Moorbädern, Moorpackungen und Moor-Trinkkuren verwendet. Man verwendet möglichst frisch gestochenes Moor, das von Steinchen und groben Holzresten befreit und fein zerrieben wird. Es wird in großen Holzbottichen mit Wasser versetzt. Der Brei ist nach etwa zwei Stunden gebrauchsfertig. Es können Voll- aber auch Teilbäder verabreicht werden. Für Frauenleiden eignen sich vor allem Halb- oder Sitzbäder.

Ob Bad oder Packung, die Dosierung wird der Erkrankung und der Konstitution des Patienten angepasst. Die Temperatur schwankt zwischen 38 und 42 °C. Die Verweildauer im Moorbad liegt zwischen 15 und 45 Minuten. Teilbäder und Packungen werden gegebenenfalls heißer gemacht.

Moor hat in erster Linie eine thermische Wirkung, das heißt, entscheidend ist das Wärmedepot. Dadurch steigt die Körpertemperatur um rund 2 °C an. Die gleichmäßige Wärme führt zu einer besseren Durchblutung.

Moor besitzt aber auch eine chemische Wirkung: Diese beruht vor allem auf Gerbstoffen.

Anwendungsgebiete sind: Chronisch-entzündliche Erkrankungen des rheumatischen Formenkreises und chronische Entzündungen im Genitalbereich. Bei schweren Herz- und Kreislaufleiden, Bluthochdruck, bei akuten Entzündungen, Blutungen, Krebs, Tuberkulose, Schwangerschaft und Hauterkrankungen dürfen keine Moorbäder vorgenommen werden.

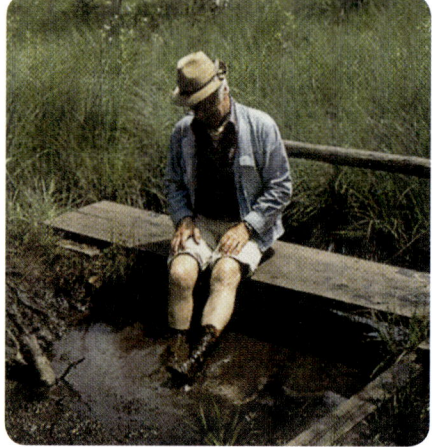

Schlammbehandlungen

Schlamme sind vornehmlich anorganischer Herkunft. Vom medizinischen Standpunkt aus sind so genannte Quellenschlamme, meist vulkanischen Ursprungs, am hochwertigsten. Sie werden durch Thermalquellen aus dem Erdinneren befördert. Weiters gibt es noch Fluss- und Binnenseeschlamme, Meeresschlick, Mineralschlamme, Kalkschlamme, Kieselschlamme und bituminöse Schlamme.

Schlamme sind in Pulverform erhältlich. Sie werden mit Wasser zu Brei verarbeitet, der schließlich aufgelegt wird. Lassen Sie Schlammbäder am besten in Kurorten durchführen, in deren Umgebung der Schlamm gefördert wird. In Kurorten vermischt man Schlammpulver und Heilwasser mit modernen, elektrischen Rührwerken. Das ist deshalb so wichtig, da eine Klumpenbildung bei der Behandlung zu Verbrennungen führen kann.

Der Schlammbrei wird am besten mit einer Temperatur von 38 °C auf ein Tuch aufgetragen und auf die zu behandelnde Stelle gelegt. Um einen lokalen Wärmestau zu erzielen, kommen Tücher darüber.

Die Dauer dieser Packung kann zwischen 15 und 45 Minuten schwanken. Der Patient muss nach einer Reinigungsdusche noch eine halbe Stunde nachdunsten.

Angewendet werden Schlammpackungen bei chronischen Erkrankungen des rheumatischen Formenkreises, aber auch bei Neuralgien und chronischen Prozessen im Verdauungs- und Urogenitaltrakt sowie bei chronischen Entzündungen der weiblichen Unterleibsorgane.

Nicht angewendet dürfen diese Behandlungen bei schweren Herz-Kreislauf-Erkrankungen, Blutungen, akuten Entzündungen, Krebs, Hautleiden und schweren Sensibilitätsstörungen der Haut werden.

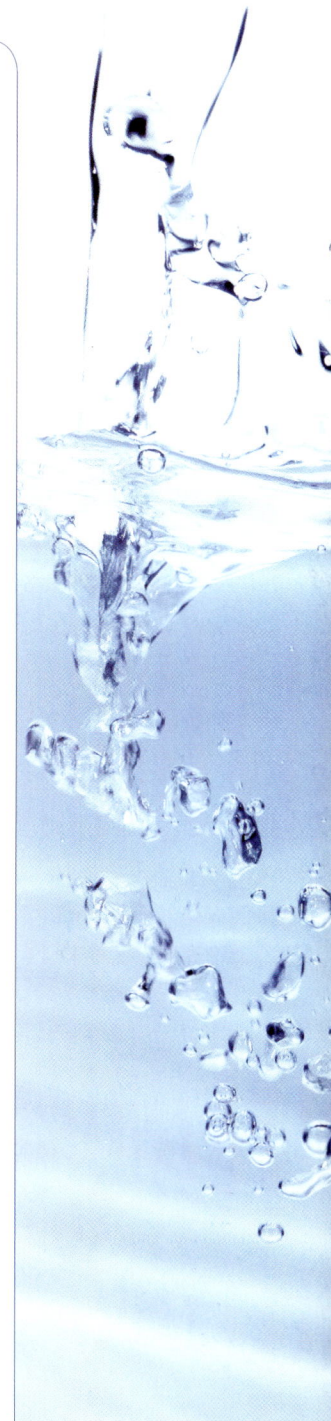

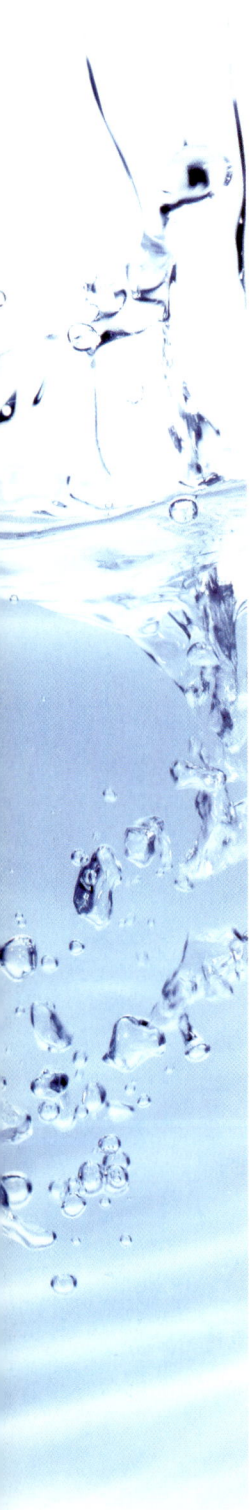

Wasser ist das älteste Schönheitsmittel für die Haut. Vor allem im Winter, wenn die Räume überheizt und die Luft sehr trocken ist, leidet unsere Haut. Viel zu trinken ist für die Haut das Wichtigste, aber man muss auch für ausreichend Luftfeuchtigkeit sorgen. Ein Meeresaufenthalt ist eine Wohltat für die Haut!

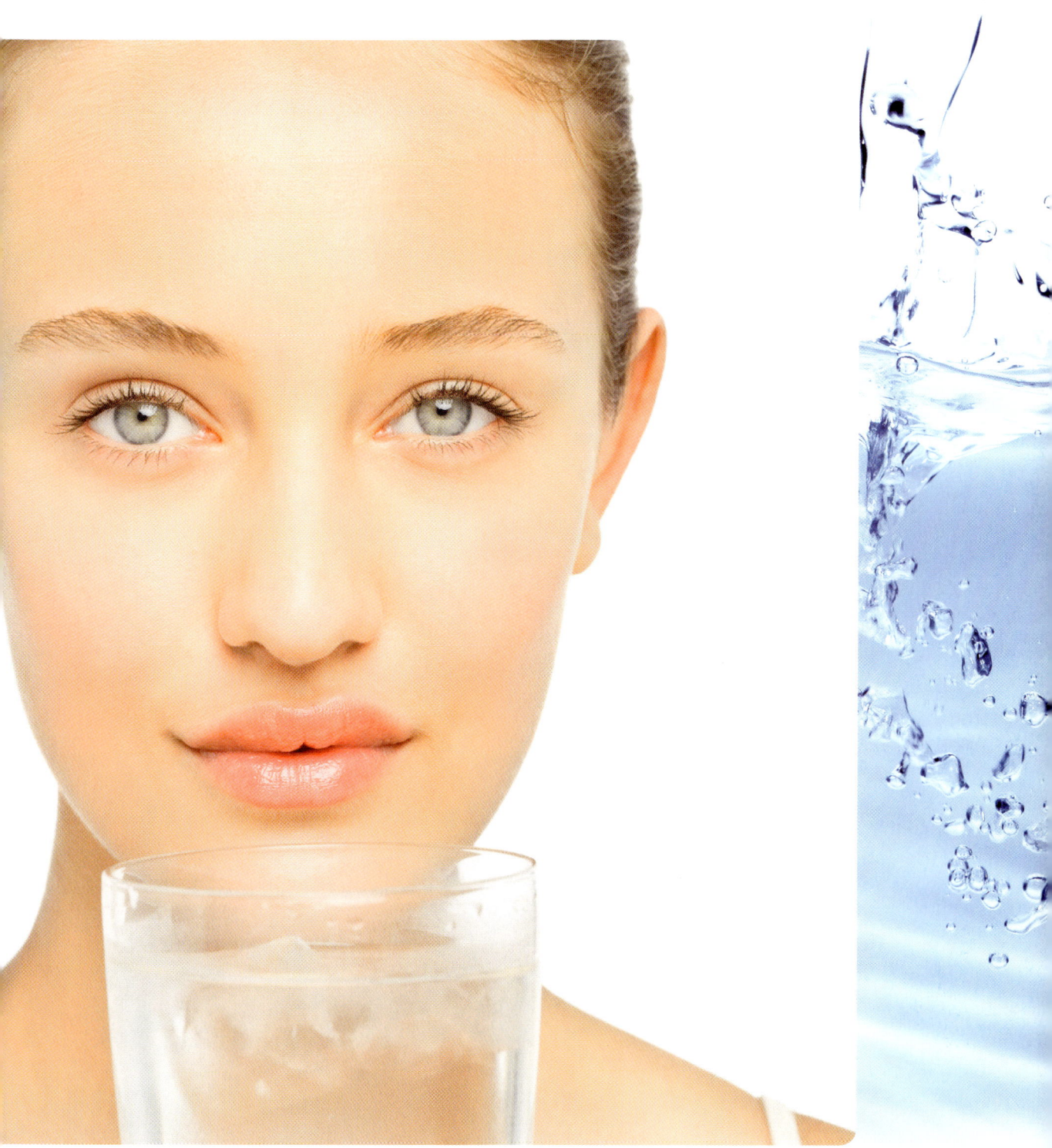

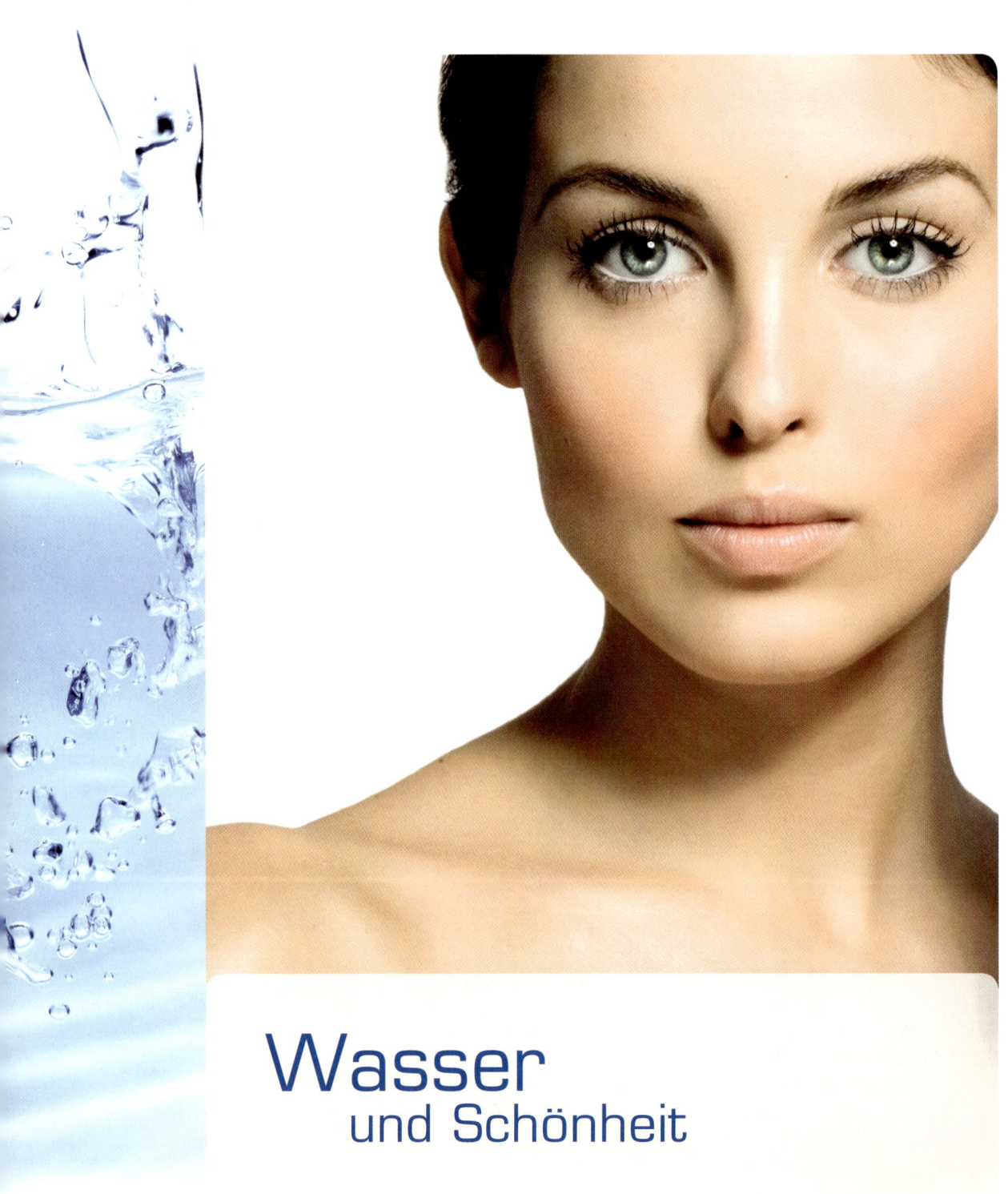

Wasser
und Schönheit

Haut

Das älteste »Schönheitsmittel« für Haut und Haare ist ebenfalls Wasser. Hautunreinheiten können mehrere Ursachen haben.

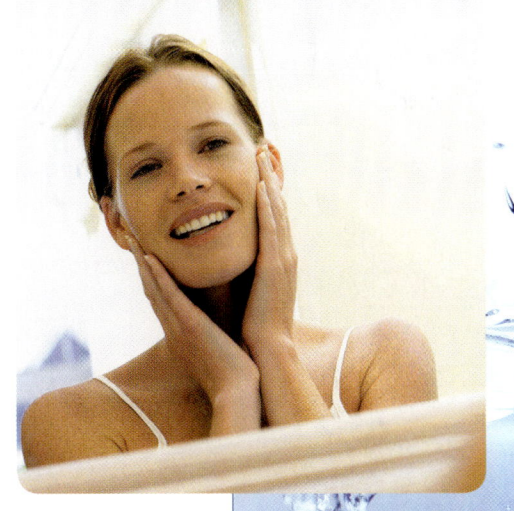

Oft liegen den lästigen Mitessern Störungen des Stoffwechsels zugrunde. Entweder arbeitet die Leber nicht optimal oder es klappt mit der Verdauung nicht oder die Funktion von Nieren und Blase ist gestört (ärztlich abklären lassen).

Trinken Sie viel Wasser und Tees. Gut helfen so genannte Blutreinigungstees, welche die Ausscheidungstätigkeit der Nieren ankurbeln und so dafür sorgen, dass Schlackenstoffe den Körper wieder verlassen können.

Eine »Supermischung« von Prof. Willi Dungl:

Mischen Sie zu gleichen Teilen Brennnessel-, Brombeer- und Erdbeerblätter, Ackerstiefmütterchen, Tausendguldenkraut, Schafgarbe, Walnussblätter, Löffelkraut, Löwenzahnwurzel und Zichoriewurzel. Alle Kräuter erhalten Sie in Apotheken. Zwei Teelöffel dieser Mischung werden mit einem Viertelliter kochendem Wasser übergossen. Zehn Minuten ziehen lassen und täglich zwei Schalen warm trinken. Eine »Kur« mit diesem Tee soll rund vier Wochen dauern.

Noch ein Rezept:

Zwei Esslöffel Klettenwurzel, drei Esslöffel Schlehdornblüten, drei Esslöffel Brombeerblätter, drei Esslöffel Spitzwegerichblüten, drei Esslöffel Lungenkraut und drei Esslöffel Salbei vermischen. Zwei Esslöffel dieser Mischung mit einem halben Liter kochendem Wasser überbrühen und zehn Minuten ziehen lassen. Am Morgen sollte dieser Tee das erste, am Abend das letzte Getränk des Tages sein.

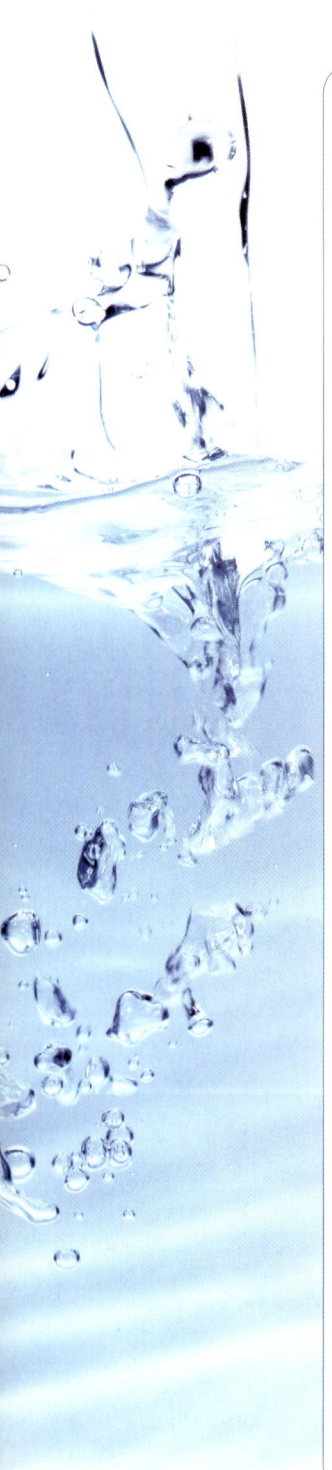

Zur Reinigung entzündlicher Haut machen Sie einen Absud aus 1.000 g Eichenrinde. Diese wird in zwei Liter Wasser 20 Minuten gekocht. Mit dem Absud waschen Sie Ihr Gesicht. Sie können ihn aber auch in das Badewasser gießen. Achtung: Eichenrinde verfärbt das Email von Badewannen. Oder Sie gießen 100 g Kamille mit zwei Liter kochendem Wasser auf. Zehn Minuten ziehen lassen. Oder sie verwenden einen Absud aus Ringelblumen.

Wer unter richtiger Akne mit Pickeln und Pusteln leidet, der sollte folgende Teemischung probieren: Klettenblüten und -blätter, Eibischwurzel, Malve (Käsepappel) und Salbei.

Schönheitstees von Prof. Hademar Bankhofer:

Akne

Lassen Sie sich in der Apotheke folgende Mischung zubereiten: 30 g Bärlapp, 30 g Brennnesseln, 20 g Salbei und 30 g Ulmenblätter. Davon werden zwei Esslöffel 2 Minuten lang mit einer Schale Wasser abgekocht. Trinken Sie eine Zeit lang diesen Tee jeden Morgen auf nüchternen Magen.

Oder übergießen Sie 30 g Stiefmütterchen mit einem Liter kochendem Wasser. Acht Minuten ziehen lassen und durchseihen. Trinken Sie davon eine Tasse pro Tag, das reinigt die Haut von innen.

Überbrühen Sie eine Hand voll Schafgarbe mit einem halben Liter kochendem Wasser. Zehn Minuten ziehen lassen und durchseihen. Davon täglich zwei Schalen trinken.

Lassen Sie sich in der Apotheke zu gleichen Teilen entharzte Sennesblätter (in der Schwangerschaft und für den Dauergebrauch nicht geeignet), Fenchel, Salbei, Schlehdorn und Orangenschalen mischen. Ein Esslöffel davon wird mit einer Schale kochendem Wasser übergossen. Acht Minuten ziehen lassen und zwei bis drei Schalen pro Tag trinken.

Zwei Teile Nussblätter, drei Teile Stiefmütterchen, fünf Teile Queckenwurzeln, zwei Teile Zinnkraut, zwei Teile Brennnesseln, vier Teile Isländisches Moos.
Zwei Esslöffel dieser Mischung mit einem Viertelliter kaltem Wasser übergießen, kurz aufkochen lassen. Acht Minuten zugedeckt ziehen lassen, durchseihen und drei Wochen lang zwei Schalen pro Tag trinken. Dann eine Woche aussetzen und die ganze Anti-Akne-Teekur noch einmal wiederholen.

Trockene Haut

Auch trockene Haut kann zur Problemhaut werden, wenn sie nicht regelmäßig gepflegt wird und Sie zu wenig trinken. Neben geeigneten Cremes sind auch »Beauty«-Tees sehr hilfreich.

Mischen Sie zu gleichen Teilen Schafgarbe, Pfefferminze und Rosenblütenblätter. Lassen Sie zwei Hand voll davon zwölf Stunden in einem Liter kaltem Wasser stehen. Anschließend leicht erwärmen, ein Leinentuch eintauchen, ausdrücken und auf die Haut auflegen. Machen Sie zusätzlich noch eine Trinkkur. Von der obigen Mischung wird ein Teelöffel mit einer Schale kochendem Wasser überbrüht. Fünf Minuten ziehen lassen, durchseihen und ungesüßt trinken.

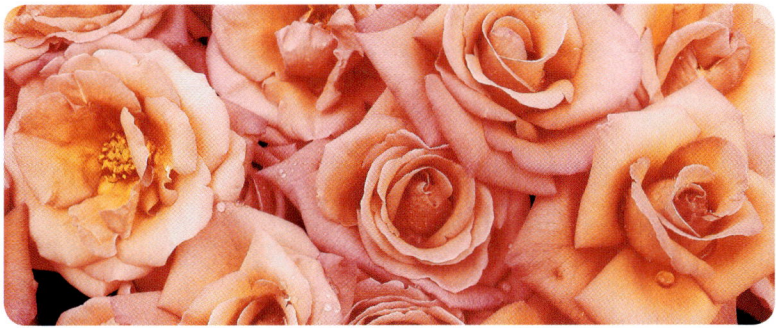

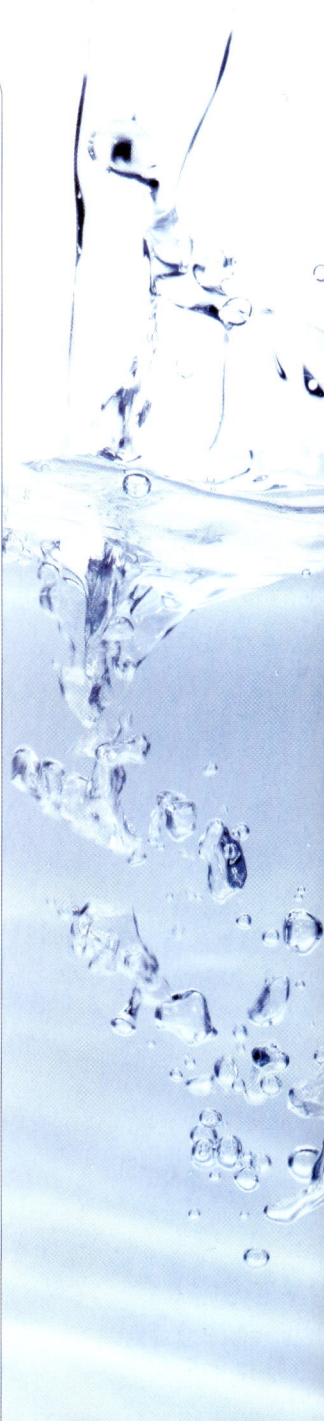

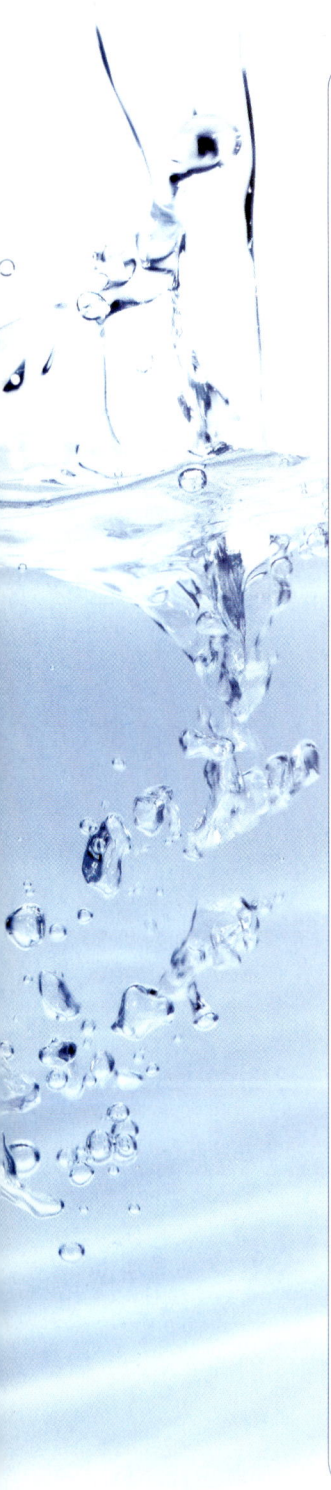

Sehr wirksam ist auch folgender Tee:

Ein Teelöffel Lindenblüten wird mit einer Schale kochendem Wasser überbrüht. Fünf Minuten ziehen lassen und lauwarm trinken. Unmittelbar vor dem Trinken eine Magnesium-Brausetablette darin auflösen.

Tipp von Prof. Hademar Bankhofer:

Juckende Gesichtshaut

Trinken Sie regelmäßig Mineralwasser, das viel Kieselsäure enthält. Essen Sie zusätzlich 2-mal pro Woche Speisen aus Goldhirse und reiben Sie täglich die Haut mit Essigwasser ein.

Krampfadern und Venenleiden

Krampfadern zu haben gilt eher als kosmetisches Problem und nicht als Krankheit. Doch was oft harmlos beginnt, kann ohne rechtzeitige Behandlung zu einer ernsthaften Krankheit werden. Schuld an vielen Venenleiden sind nicht nur die Vererbung, sondern auch unser ungesunder Lebensstil (falsche Ernährung und Bewegungsmangel, Übergewicht, Verstopfung).

Jedes Venenleiden muss auf jeden Fall vom Arzt diagnostiziert und behandelt werden. Jeder kann aber auch selbst dazu beitragen, Venenleiden vorzubeugen oder Beschwerden zu lindern: Meiden Sie heiße Bäder, zu intensive Sonnenbestrahlung, langes Stehen oder Sitzen. Reduzieren Sie eventuelles Übergewicht und machen Sie regelmäßig Bewegung.

Zusätzlich können Wasserbehandlungen und Tees Hilfe bringen.

Kalte Wasseranwendungen sind hervorragend zur Vorbeugung und Behandlung von Venenleiden geeignet. Wasseranwendungen kommen nicht für jede Venenerkrankung in Frage. Immer vorher mit dem Arzt abklären, welche Therapie sinnvoll ist.

Wassertreten

nach Kneipp bewirkt zweierlei: Zum einen verengt das kühle Wasser die Venen, zum anderen wird durch den Storchengang die Muskelpumpe betätigt. Waten Sie mit warmen Füßen durch 20 bis 30 Zentimeter tiefes kühles oder kaltes Wasser. Heben Sie bei jedem Schritt den Fuß völlig aus dem Wasser.

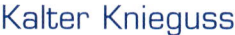

Auf diesem Storchengang beruht die eigentliche durchblutungsfördernde Wirkung. Dauer etwa 20 Sekunden bis maximal 2 Minuten (höchstens im Hochsommer). Kontraindikationen: Durchblutungsstörungen der Beine, frische Thrombosen, Unterleibsbeschwerden, z. B. Blasenleiden.

Kalter Knieguss

Man stellt sich in die Badewanne oder Duschtasse am besten auf einen Rost, damit das Wasser gut ablaufen kann. Die Handbrause wird in die rechte Hand genommen.

Man beginnt an der rechten kleinen Zehe, geht langsam an der Außenseite des Beines bis rückwärts über die Kniekehle, führt den Strahl dreimal über der Kniekehle hin und her, führt ihn dann handbreit über dem Knie wieder dreimal hin und her und geht an der Innenseite des Beines hinab.

Das Gleiche führt man am linken Bein durch und wiederholt die ganze Anwendung. Achtung!
Niemals darf eine Blaufärbung der Haut eintreten, dann muss der Guss sofort abgebrochen werden.

Danach werden die Beine abgestreift, zwischen den Zehen gut abgetrocknet (Fußpilz) und warme Socken angezogen. Der Knieguss regt die Herztätigkeit insofern an, als durch den Reiz auf die Beine eine stärkere Durchblutung eintritt.

Indikation: Kräftige lokale Zirkulationsanregung, Abhärtung im Rachenraum. Nicht anwenden bei arteriellen Durchblutungsstörungen der Beine.

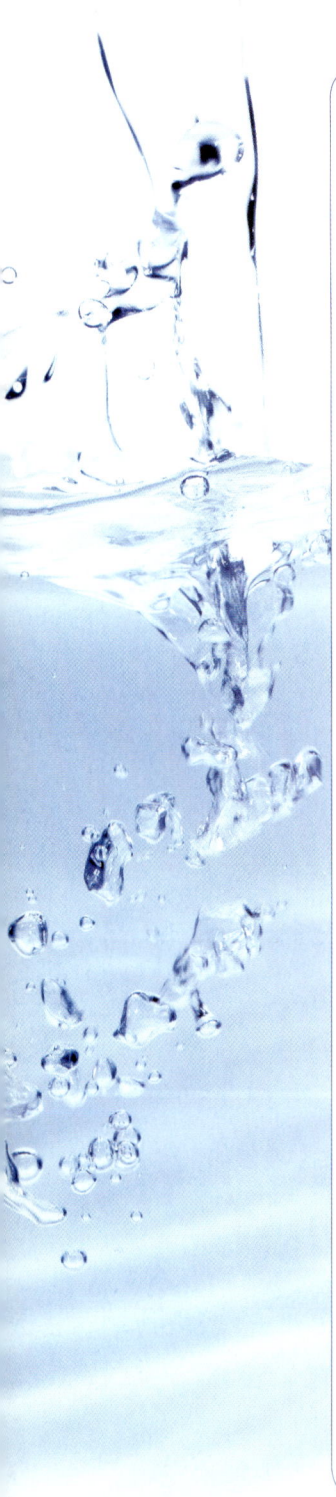

Tautreten/Schneelaufen

ist eine Variante des Wassertretens. Schreiten Sie auf einer Wiese frühmorgens durch taunasses, kühles Gras oder laufen Sie durch den Schnee.

Innerlich haben sich folgende Tees bewährt:

Trinken Sei regelmäßig Kräutertees von der Weißen Taubnessel. Zwei Teelöffel Taubnessel aus der Apotheke werden mit einem Viertelliter kochendem Wasser überbrüht. 15 Minuten ziehen lassen und durchseihen. Drei Wochen lang drei Schalen pro Tag trinken. Dann eine Woche pausieren und die Kur wiederholen.

Fünf Teile Berberitze und vier Teile Rosskastanie (nur kurzfristig und in der Schwangerschaft überhaupt nicht geeignet) mischen. Zwei Esslöffel dieser Mischung zehn Minuten lang mit einem halben Liter Wasser abkochen, durchseihen und drei Schalen täglich trinken.

Zwei Teile Mistel, drei Teile Majoran, drei Teile Rosskastanie, vier Teile Zistkraut, drei Teile Ringelblume und einen Teil Lavendel mischen. Diese Teemischung ist in der Schwangerschaft nicht geeignet. Ein Esslöffel davon wird mit einer Schale kaltem Wasser angesetzt. Langsam zum Kochen bringen, kurz aufkochen und vier Minuten ziehen lassen. Durchseihen und zwei Schalen pro Tag trinken. Die Kur dauert drei Wochen. In dieser Zeit sollten Sie regelmäßig Rad fahren.

Dunkle Ringe um die Augen

Dunkle Ringe um die Augen lassen jedes Gesicht krank und schlecht aussehen. Viele Frauen leiden gerade in den Tagen vor der Regel unter diesen »Schatten«.

So schaffen Sie natürlich Abhilfe:

Lassen Sie in der Apotheke folgende Mischung zubereiten: 20 g Blutwurz, 10 g Süßholzwurzeln und 20 g Thymian. Zwei Teelöffel davon werden mit einer Schale siedendem Wasser überbrüht. 15 Minuten ziehen lassen und durchseihen. Die Flüssigkeit wird lauwarm in die Augenbadewanne gegossen. Dann beträufeln Sie mehrmals am Tag damit die Augen. Wenn Sie lieber ein Leinentuch auflegen, das Sie zuvor im Tee getränkt haben, dann sollte die Flüssigkeit kühl sein.

Tränende Augen

Wenn Ihre Augen ohne besonderen Anlass zu tränen beginnen, versuchen Sie folgenden Tee:

Ein Teelöffel Frauenmantel aus der Apotheke wird mit einer Schale kochendem Wasser übergossen. Fünf Minuten ziehen lassen, durchseihen und mehrmals am Tag eine Schale trinken, aber nicht mehr als vier Schalen.

Für die äußere Anwendung mischen Sie zu gleichen Teilen Erdbeerblätter und Gänsefingerkraut. Zwei Teelöffel davon mit einer Schale kochendem Wasser übergießen und zehn Minuten ziehen lassen. Durchseihen und abkühlen lassen. Tauchen Sie in die lauwarme Flüssigkeit einen Leinenlappen, drücken Sie ihn etwas aus und legen Sie ihn mehrmals am Tag auf die Augen.

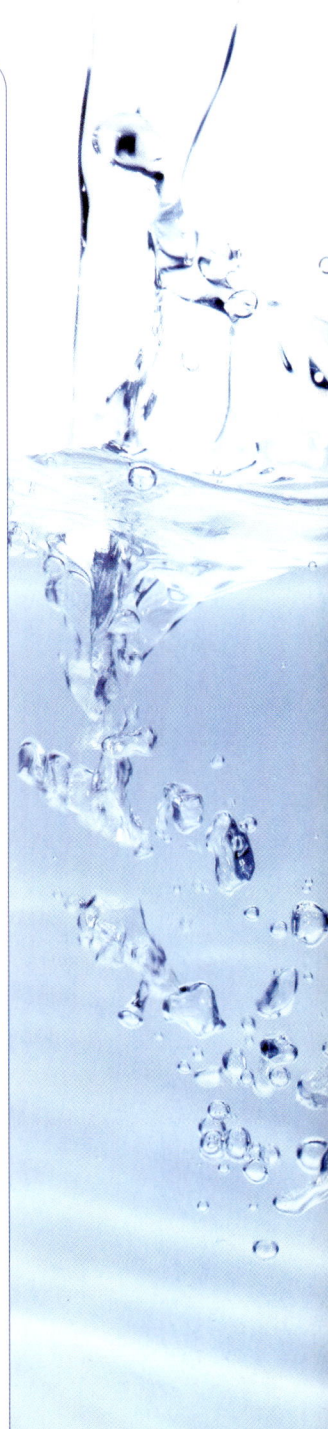

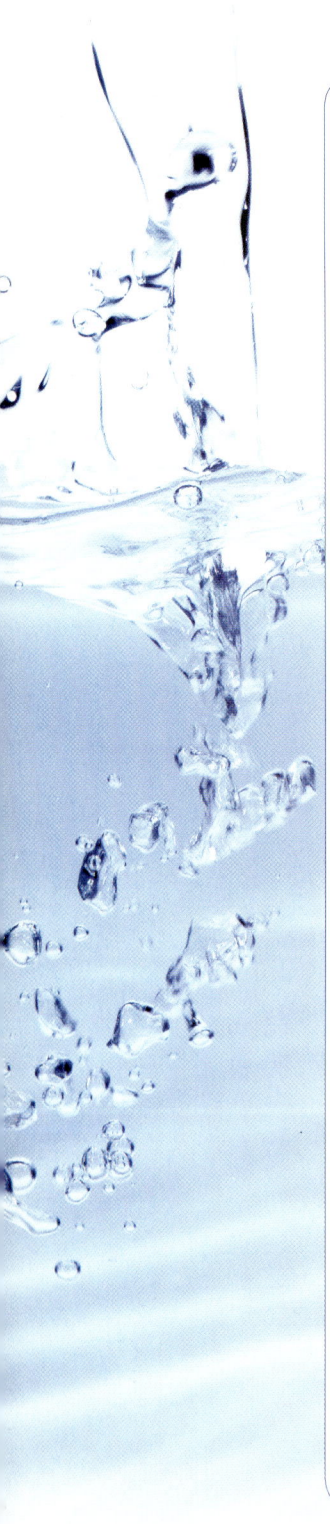

Tränensäcke

Wenn Sie die ersten Anzeichen von Tränensäcken
unter den Augen entdecken, dann sollten Sie sofort mit dieser
Tee-Kur beginnen:

Ein Teelöffel Blutwurz wird mit einer Schale kochendem Wasser
überbrüht. Acht Minuten ziehen lassen, durchseihen und dreimal
täglich – morgens, mittags, abends – eine Schale ungesüßt trinken.
Nach drei Wochen machen Sie eine Pause von sieben Tagen und
trinken die nächsten drei Wochen täglich drei Schalen Bibernellwur-
zel-Tee und wieder nach einer Pause von sieben Tagen weitere drei
Wochen Kräutertee von der gelben Taubnessel. Alle Tees werden
nach dem gleichen Rezept zubereitet.

Äußerlich sollten Sie regelmäßig Umschläge mit Augentrost-Tee und
Zinnkraut-Tee, am besten vor dem Einschlafen, wenn Sie schon im
Bett liegen, machen: Ein Teelöffel vom Kraut wird mit einer Schale
kochendem Wasser übergossen. Zehn Minuten ziehen lassen,
durchseihen und abkühlen lassen. Ein Leinentuch ausdrücken und
auflegen.

Schweißfüße

Trinken Sie folgenden Tee:

Zwei Teile Nelkenwurzel, vier Teile Salbei, drei Teile Kamille und
drei Teile Melisse. Einen Esslöffel davon mit einem Liter kochendem Wasser überbrühen.
Zehn Minuten ziehen lassen, durchseihen und täglich zwei Tassen
trinken. Am besten drei Wochen lang.

Baden Sie drei Wochen lang morgens und abends Ihre Füße in
folgendem Tee: 30 g Salbei werden mit einem Liter kaltem Wasser zugestellt, einmal kurz aufkochen, fünf Minuten ziehen lassen.
Durchseihen und ein Liter warmes Wasser und zwei Esslöffel Apfel-
essig dazugeben.

Starkes Schwitzen

Wenn Sie dauernd stark schwitzen und sich durch diese übermäßige Schweißbildung Flecken auf der Kleidung bilden, sollten Sie folgenden Tee probieren:

Ein Esslöffel Eichenrinde 15 Minuten in einem Liter Wasser kochen, durchseihen und damit mehrmals die verschwitze Stelle waschen.

Zusätzlich sollten Sie jeden Abend diesen Tee trinken:

Ein Teil Pfingstrose, ein Teil Salbei und zwei Teile Nussblätter. Zwei Esslöffel davon werden mit einer Schale siedendem Wasser übergossen. Fünf Minuten ziehen lassen, durchseihen und jeden Abend eine Schale davon trinken.

Salbei, Schafgarbe, Königskerze, Tausendguldenkraut und Johanniskraut werden zu gleichen Teilen gemischt. Eine Hand voll davon mit einem Liter kaltem Wasser übergießen, aufkochen, kurz ziehen lassen und durchseihen. Davon abends ein bis zwei Schalen trinken.

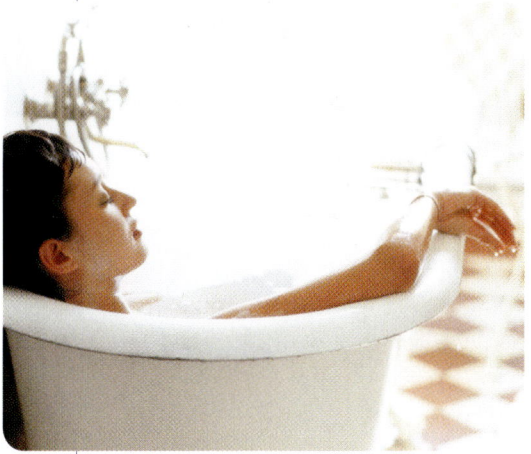

Schönheitsbäder

Gegen unreine und fettige Haut hilft dieses Bad: Zwei Hand voll Birkenblätter werden zehn Minuten in zwei Liter Wasser gekocht. Durchseihen und ins Badewasser gießen.

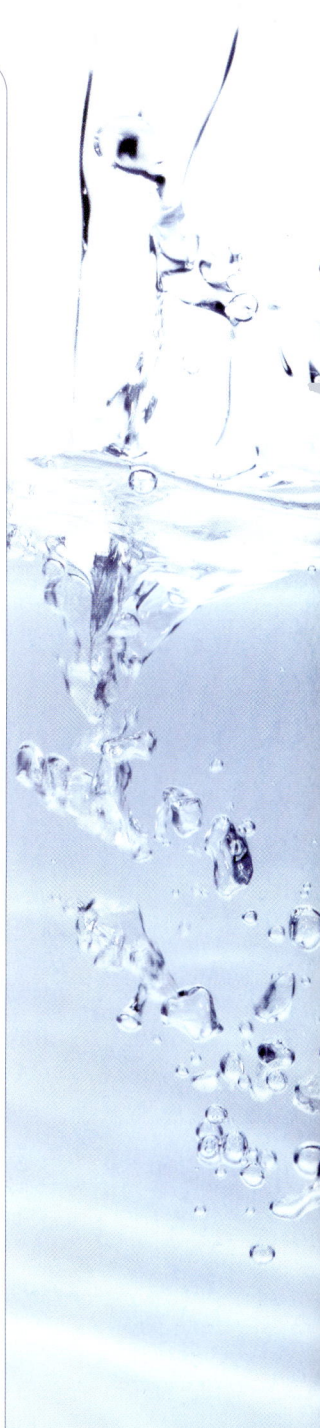

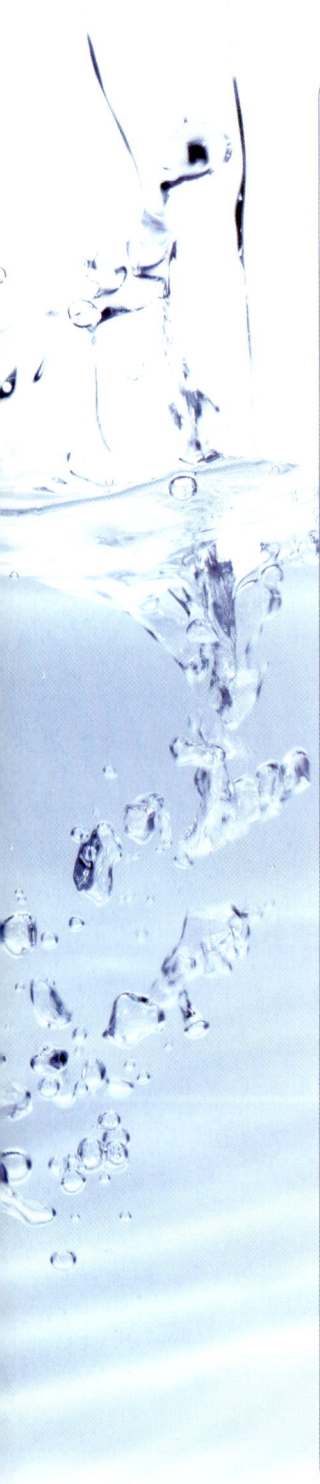

Das Brombeerbad sorgt für glatte Haut: Ein halber Liter Wasser wird zum Kochen gebracht. Zwei Hand voll Brombeerblätter dazugeben und auf kleiner Flamme zugedeckt 30 Minuten ziehen lassen. Durchseihen und eine Schale Bienenhonig dazugeben und ins Badewasser schütten.

Ein Erlenbad ist die ideale Pflege bei fettiger und unreiner Haut: Eine Hand voll Erlenblätter aus der Apotheke wird mit zwei Liter kochendem Wasser überbrüht. 15 Minuten ziehen lassen, durchseihen und ins Badewasser gießen.

Ein Haferstrohbad bekämpft Hautunreinheiten und Hühneraugen und führt der Haut Vitamin A zu: Ein halbes Kilo Vollkornhafermehl wird in einen kleinen Stoffsack eingenäht. Der Sack wird unter das heiße, einlaufende Badewasser gelegt.

Heidekrautbäder wirken gegen Hautentzündungen und gegen Sommersprossen. Vier Hand voll Heidekraut werden mit eineinhalb Liter kochendem Wasser übergossen. 30 Minuten ziehen lassen, durchseihen und ins Badewasser gießen.

Kamillenbäder verschönern die Haut und fördern die Durchblutung: Vier Hand voll Kamillenblüten werden mit einem Liter kochendem Wasser übergossen. 30 Minuten ziehen lassen, abseihen und ins Badewasser gießen.

Ein Rosenbad schafft duftende, zarte Haut: Eine Hand voll Rosenblütenblätter wird mit einem Liter kochendem Wasser übergossen. 30 Minuten ziehen lassen, durchseihen und ins Badewasser gießen.

Das Weizenkleiebad bekämpft Hautreizungen: Ein viertel Kilo Weizenkleie wird mit drei Liter Milch auf kleiner Flamme zum Kochen gebracht. 15 Minuten kochen lassen und anschließend durch ein Sieb pressen. Die Flüssigkeit dem Badewasser zufügen.

Ein Zitronenbad macht die Haut besonders weich und geschmeidig. Sechs Stück chemisch nicht behandelte Zitronen werden in dünne Scheiben geschnitten und in einen Topf mit drei Liter Wasser gelegt. Nach sechs Stunden durchseihen und die Flüssigkeit ins Badewasser gießen.

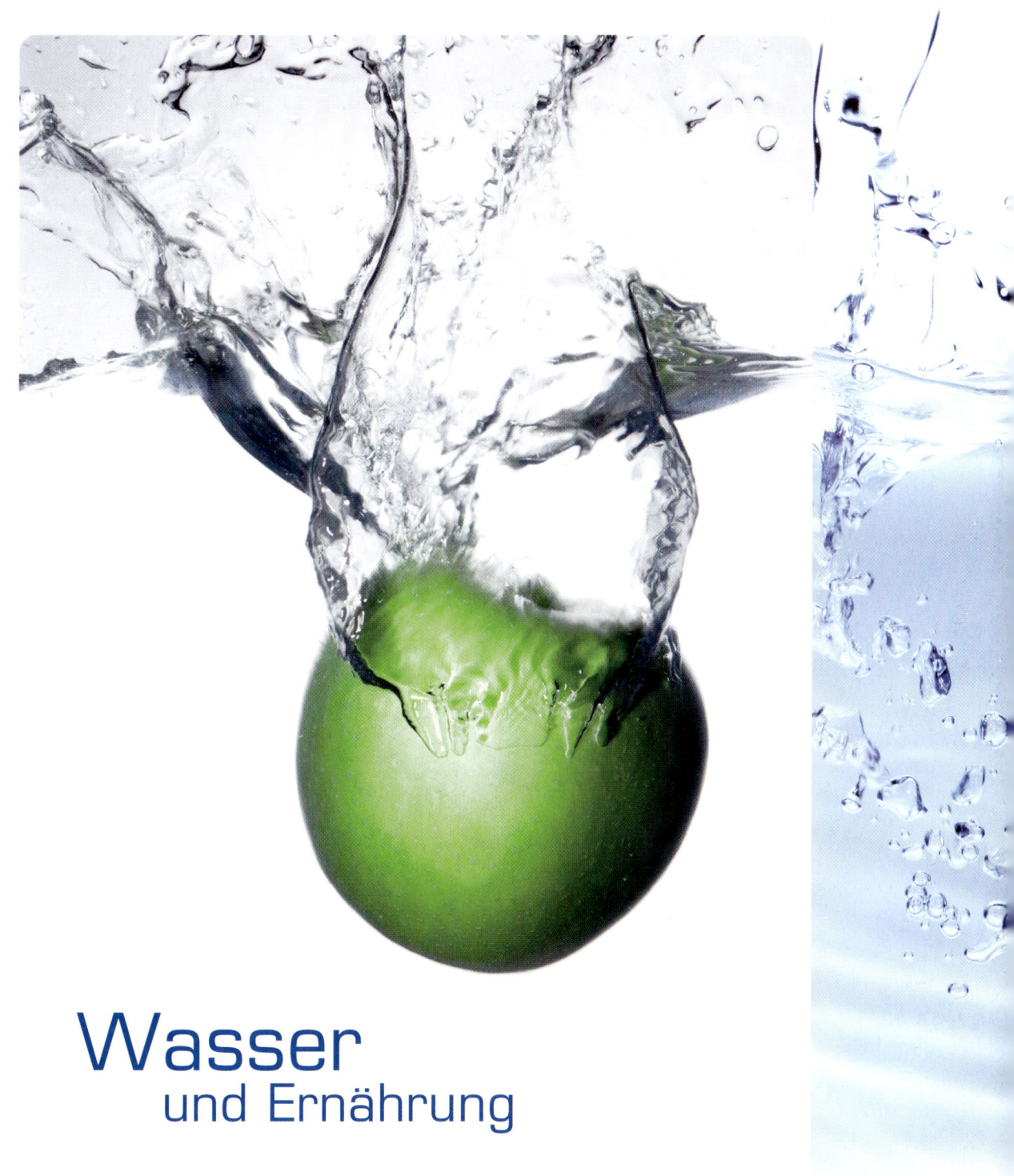

Wasser
und Ernährung

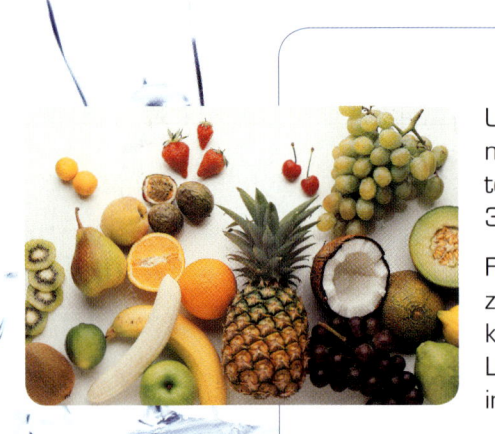

Unser Körper deckt seinen Flüssigkeitsbedarf nicht nur durch Trinken. Auch unsere Lebensmittel enthalten mehr oder weniger Wasser. Brot z. B. enthält nur 30 Prozent Wasser.

Früchte, Salate und Gemüse enthalten bis zu 95 Prozent Wasser. Neben ausreichender Zufuhr von Flüssigkeit durch Getränke sollten Sie auch viel wasserreiche Lebensmittel zu sich nehmen, damit Ihre »Wasserbilanz« im Körper stimmt.

Außerdem ist zu beachten, wo und wie viel Wasser in Lebensmitteln enthalten ist:

	Gramm Wasser pro 100 Gramm Lebensmittel
Speiseeis	90 g
Frischobst	75 – 90 g
Ei	75 g
Fisch	60 – 80 g
Fleisch	40 – 80 g
Kartoffeln	50 – 78 g
Streichkäse	50 – 75 g
Pommes frites	44 g
Brot	35 – 42 g
Trockenobst	15 – 25 g
Hülsenfrüchte	10 – 12 g

Bei der Energiefreisetzung im menschlichen Organismus werden die Lebensmittel zunächst in Magen-Darm-Trakt mit Hilfe von Verdauungssäften in ihre Grundbestandteile zerlegt.

Die resorbierbaren, Energie liefernden Nährstoffe werden durch die Darmzotten in Blut- oder Lymphbahnen aufgenommen und zu allen Körperzellen transportiert.

In den Zellen werden Kohlenhydrate und Fette vollständig oxidiert. Beim Abbau dieser Nährstoffe entstehen Energie, Wasser und Kohlendioxid. Bei der Oxidation von Proteinen entstehen Wasser, Kohlendioxid und energiereiche Stickstoffverbindungen. Die Wasserbildung ist der wichtigste Energie liefernde Vorgang im menschlichen Organismus. Dabei entstehen 60 Prozent Wärmeenergie und 40 Prozent chemische Energie.

Wenn wir Mineralwasser trinken, nehmen wir Spurenelemente und Mineralstoffe auf. Dies ist umso wichtiger, weil die empfohlenen Tagesmengen an Mineralstoffen und Spurenelementen oft durch die »normale« Ernährung nicht erreicht werden.

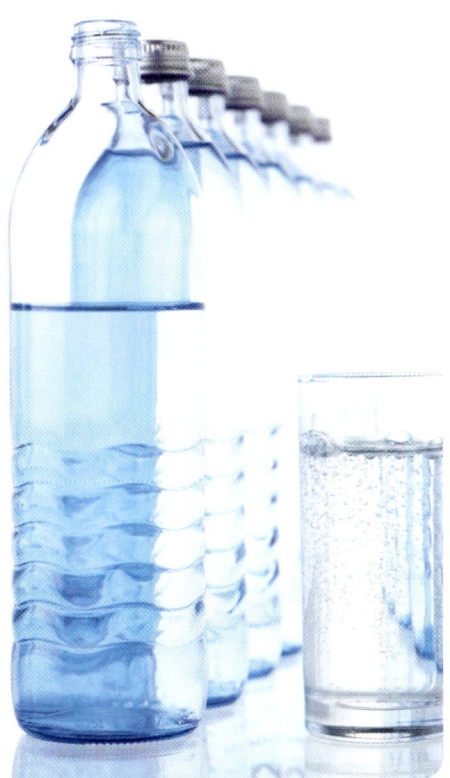

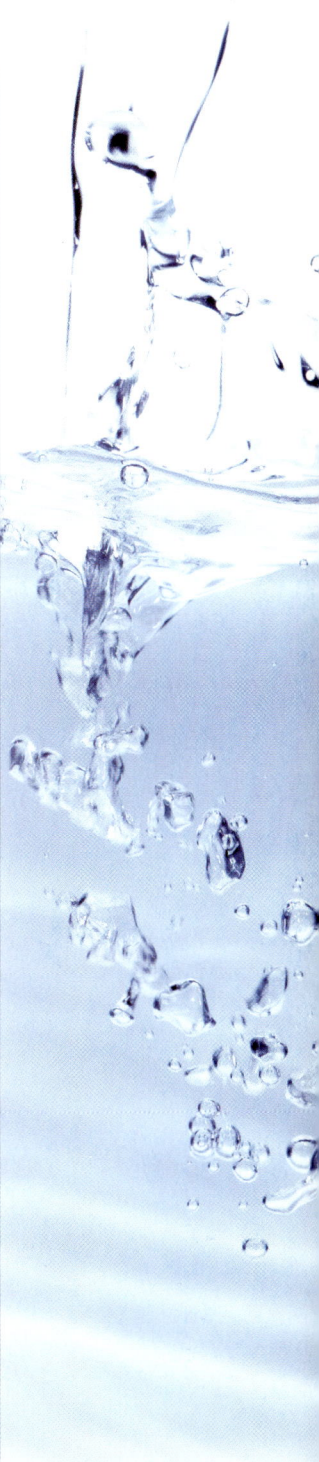

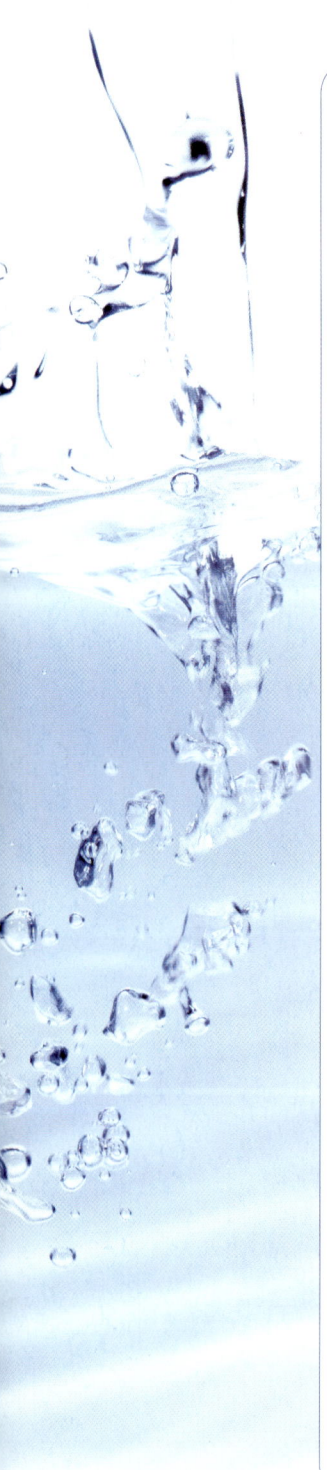

Kochen und Zubereiten mit Wasser

Lebensmittel können mit Wasser auf verschiedenste Weise zubereitet werden. Dabei sollte der Vitamin- und Nährstoffgehalt so weit als möglich erhalten bleiben.

<u>Hier eine Aufstellung von Vitaminverlusten durch Kochen:</u>

Vitamin A	10 bis 30 Prozent
Vitamin D	gering
Vitamin E	50 Prozent
Vitamin B_1	30 bis 50 Prozent
Vitamin B_2	bis zu 50 Prozent
Vitamin B_3	bis zu 30 Prozent
Vitamin B_5	bis zu 45 Prozent
Vitamin B_6	bis zu 40 Prozent
Biotin	bis zu 70 Prozent
Folsäure	bis zu 90 Prozent
Vitamin C	20 bis 80 Prozent

Die meisten Vitamine und andere Nährstoffe werden durch langsames, langes Kochen und langsames Abkühlen, insbesondere wenn das Kochgut dabei Sauerstoff ausgesetzt ist, zerstört. Das Warmhalten von Speisen verringert nicht nur den Gehalt an verschiedenen Vitaminen und Nährstoffen, es kann auch zu gefährlicher Vermehrung von Bakterien und Keimen kommen. Deshalb fertige Gerichte immer sofort abkühlen und in den Kühlschrank oder in die Tiefkühltruhe geben.

Hier die wichtigsten Garmethoden, bei denen Wasser eine wichtige Rolle spielt:

Kochen, Sieden

Garen von Lebensmitteln in viel Wasser (oder anderen Flüssigkeiten). Sie können das Kochgut heiß aufsetzen, um Auslaugen zu verhindern (Gemüse, Kochfleisch) oder kalt aufsetzen, um möglichst viele Nähr- und Geschmacksstoffe freizusetzen (Suppen) oder um harte Schalen aufzuweichen (Hülsenfrüchte).

Zu langes Kochen wirkt sich auf wasserlösliche Nährstoffe sehr nachteilig aus (z. B. wasserlösliche Vitamine).

Blanchieren

Kurzer Garprozess, bei dem man das Kochgut in siedendes Salzwasser gibt, kurz aufwallen lässt und sofort unter fließendem Kaltwasser abkühlt.

Geeignet ist die Methode, um Gemüse mit kurzer Garzeit zuzubereiten (z. B. Spinat). Oder man kann das Kochgut damit vorgaren, wenn es anschließend gratiniert, frittiert, glasiert oder tiefgefroren wird.

Auch wenn man Gemüse oder Obst schälen will, kann man es vorher blanchieren. Vorsicht: Damit Farb- und Aromastoffe stabilisiert werden können und eine mögliche Bakterienvermehrung verhindert wird, muss das Kochgut sofort unter kaltem Wasser oder in Eiswasser abgeschreckt und auf unter 20 °C abgekühlt werden. Wichtig fürs Einfrieren von Gemüse!

Dünsten

Schonendes Garen von Nahrungsmitteln im eigenen Saft oder in wenig Flüssigkeit, mit oder ohne Zugabe von Fett, im geschlossenen Topf. Ideal für Fische, Fleischgerichte mit kurzer Garzeit, Gemüse, Pilze, Kartoffeln und Eintopfgerichte.

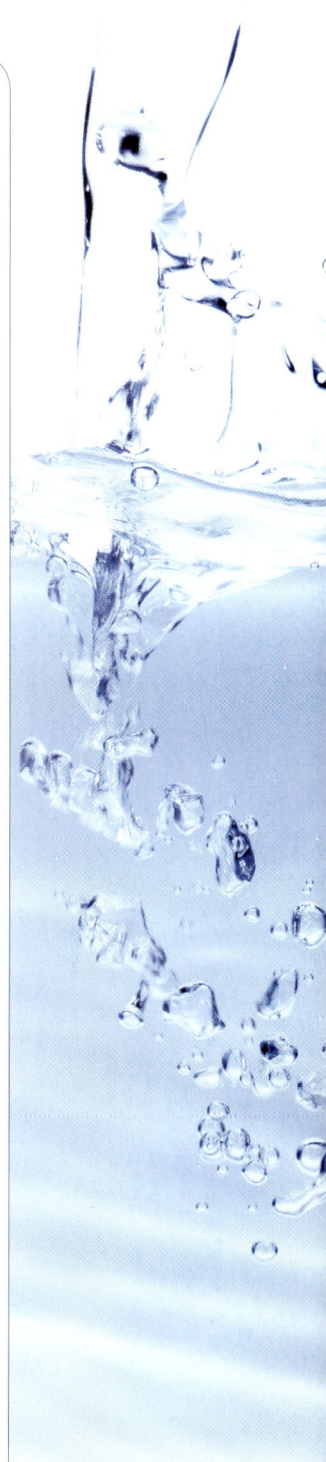

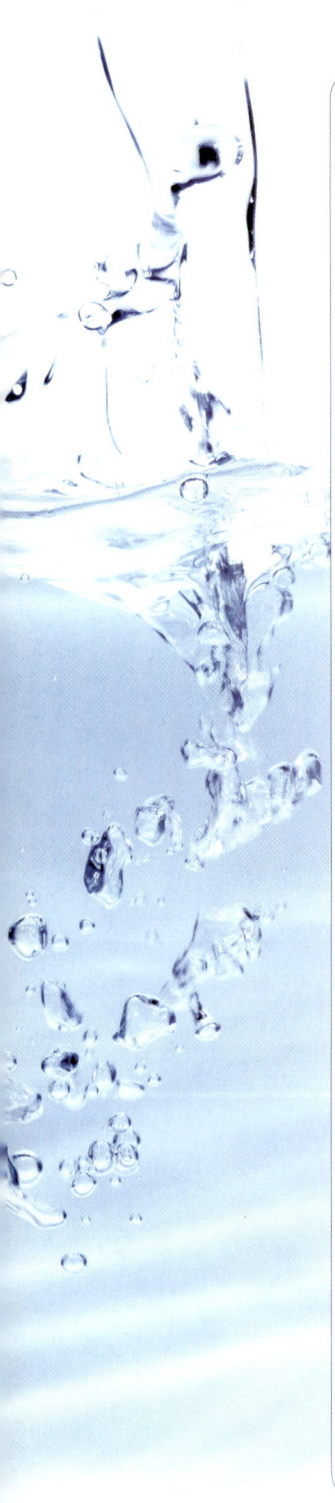

Dämpfen

Garen von Nahrungsmitteln in strömendem Wasserdampf in einem Topf mit Siebeinsatz und gut schließendem Deckel oder im Dampfdruckkochtopf. Geeignet für fettarme Fische, Gemüse und Kartoffeln. Die Vorteile dieser Zubereitungsmethode sind die kürzere Garzeit (das Kochgut wird wenig ausgelaugt) und das Kochen ohne Fett.

Pochieren, Garziehen

Schonendes Garen von Nahrungsmitteln in Wasser oder anderen Flüssigkeiten unter dem Siedepunkt. Die Temperatur darf nicht über 80 °C steigen. Ideal für zarte Nockerln und aufgeschlagene Eier.

Schmoren

Das Kochgut wird nach kurzem Anbraten mit Flüssigkeit bedeckt und bei milder Hitze im geschlossenen Topf auf dem Herd oder im Ofen gegart. Verwendet wird diese Garmethode für Braten, Rouladen und Gulasch.

In Deutschland, Österreich und in der Schweiz werden pro Jahr an die 14,6 Milliarden Portionen Suppe gegessen. Und das mit gutem Grund. Eine Suppe wärmt den Magen und macht Appetit auf die Hauptspeise. Richtige »Suppentiger« essen ihre Suppe auch als Hauptgericht. Suppen schmecken allen, vom Kleinkind bis zum älteren Menschen. Selbst Kinder, die schlechte Esser sind, lieben Suppen. Für ältere Menschen, die oft schon Probleme mit dem Kauen haben, ist der flüssige Energiespender ideal.

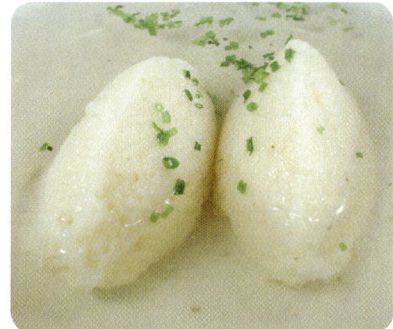

Suppenrezepte (Alle Rezepte für 4 Personen)

Suppentopf nach Wiener Art

450 g Rindfleisch von der Wade
1,5 l klare Gemüsesuppe
1 Hühnerbrust
2 Karotten · 2 gelbe Rüben
Pfefferkörner
Meersalz
1/2 Stange Porree (Lauch)
Etwa 40 g Suppennudeln

Rindfleisch und Hühnerbrust in die kalte Gemüsesuppe legen und eine halbe Stunde köcheln lassen. Karotten, Rüben, Pfefferkörner und Salz dazugeben. Nach einer weiteren halben Stunde die Hühnerbrust aus der Suppe nehmen und das Rindfleisch noch etwa 50 Minuten weiterkochen, bis es gar ist. Suppennudeln kochen, abseihen, mit kaltem Wasser abspülen und abtropfen lassen. Die Fleischteile in große Stücke, die Karotten und Rüben in Scheiben schneiden. Die Suppe abseihen und nochmals erhitzen. Porree in Ringe schneiden und in der Suppe weich dünsten. Fleisch, Gemüse und Nudeln in eine große Terrine geben, mit der Suppe übergießen und mit viel Schnittlauch servieren.

Tomatensuppe

200 g Tomatenmark
4 EL Olivenöl
40 g Mehl
4 Eigelb
2 EL Jogurt
4 EL gekochter Reis
Meersalz
Weißer Pfeffer aus der Mühle · Muskat

Das Öl erhitzen, das Mehl dazugeben und hell anlaufen lassen. Mit Wasser aufgießen und etwas einkochen. Mit Eigelben legieren und mit Salz, Pfeffer und geriebener Muskatnuss würzen. Das Tomatenmark und das Jogurt einrühren. Den gekochten Reis hineinstreuen.

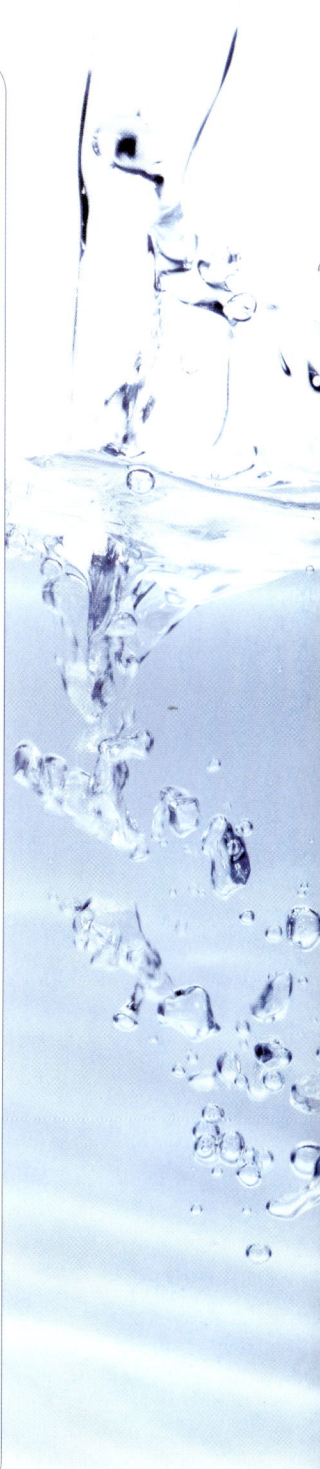

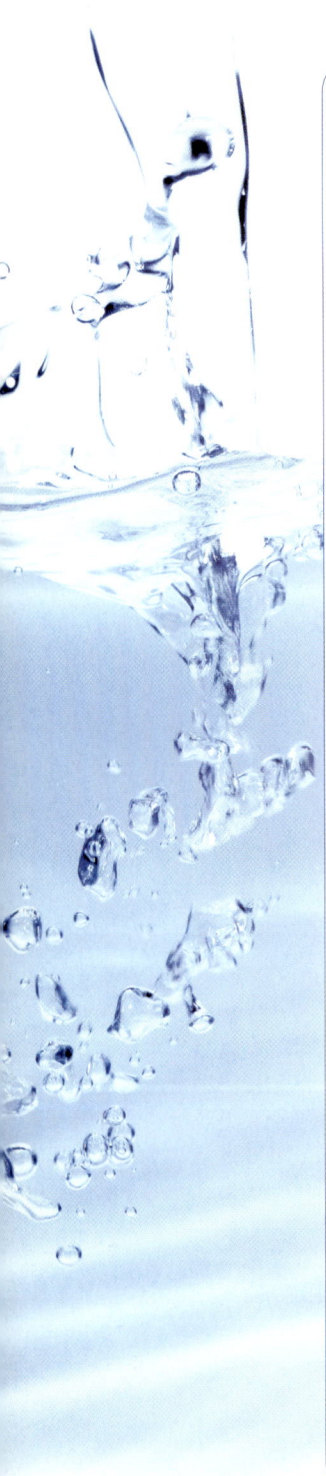

Kartoffelsuppe mit Brokkoli

1 große Kartoffel (in grobe Würfel geschnitten)
200 g Brokkoliröschen
etwa einen 1/2 l klare Hühnersuppe
1 EL Olivenöl
Pfeffer
Meersalz
1 EL Sauerrahm (saure Sahne)

Olivenöl in einem Topf langsam erhitzen. Kartoffelstücke dazugeben und leicht andünsten. Drei Viertel der Suppe darüber gießen. Mit Pfeffer und Salz würzen. Zugedeckt etwa eine halbe Stunde köcheln lassen. Den Sauerrahm dazugeben und pürieren. In der restlichen Suppe den Brokkoli bissfest dünsten. Brokkoli zur Suppe geben und mit Salz, Pfeffer und etwas geriebener Muskatnuss abschmecken.

Artischockensuppe

16 Artischockenherzen aus dem Glas
4 Artischockenböden aus dem Glas
2 große Äpfel
4 kleine Kartoffeln
1/2 l klare Gemüsesuppe
6 EL Sauerrahm (saure Sahne)
frische Kräuter
Meersalz
Etwas Zitronensaft

Die Äpfel und die Kartoffeln schälen und im Mixer pürieren. In einen großen Topf geben und mit der Suppe aufgießen. Auf kleiner Flamme etwa 15 Minuten köcheln lassen. Immer wieder umrühren. Die Artischockenherzen fein hacken und in die Suppe geben. Mit Meersalz und Zitronensaft würzen. Den Sauerrahm unterheben. Die Artischockenböden in Streifen schneiden und in die Suppe streuen. Mit frisch gehackten Kräutern servieren.

Minestrone

1 Zwiebel
3 EL Olivenöl
2 Karotten · 2 Kartoffeln
1/2 Fenchelknolle · 1 kleine Zucchini · 3 Tomaten
80 g getrocknete Bohnen · 80 g junge Erbsen
80 g Suppennudeln
2 Knoblauchzehen
1 1/2 l klare Gemüsesuppe · 1/8 l Weißwein
Basilikum · Salbei · Salz · Pfeffer
Parmesan

Die Bohnen über Nacht einweichen. Abseihen und in Salzwasser weich kochen. Das Gemüse putzen, waschen und in Streifen oder Würfel schneiden. Die Tomaten blanchieren, abschälen und ebenfalls zerkleinern.

Öl in einem großen Topf erhitzen und die Zwiebeln darin andünsten. Zerdrückte Knoblauchzehen und Kräuter dazugeben und mit der Suppe aufgießen. Etwa eine halbe Stunde köcheln lassen. Zuerst die Karotten, dann die Kartoffeln und den Fenchel dazugeben. Zum Abschluss Zucchini, Erbsen und Tomaten dazugeben. Zugedeckt 20 Minuten weich dünsten. Jetzt die gekochten Bohnen und Nudeln zugeben. Mit Weißwein, Salz und Pfeffer abschmecken und mit Parmesan bestreuen.

Kürbissuppe

400 g Tomaten
500 g Kürbis
1 EL Olivenöl
1 Suppenwürfel
70 ml Magermilch · 70 ml Buttermilch
Oregano · Basilikum

Olivenöl in einem Suppentopf erhitzen. Kürbis in große Würfel schneiden. Tomaten enthäuten und ebenfalls würfeln. Im Öl andünsten und mit 400 ml Wasser aufgießen. Würzen und zugedeckt etwa eine halbe Stunde dünsten lassen. Die Suppe mit der Milch pürieren. Nochmals erhitzen und mit frischem Schnittlauch bestreuen.

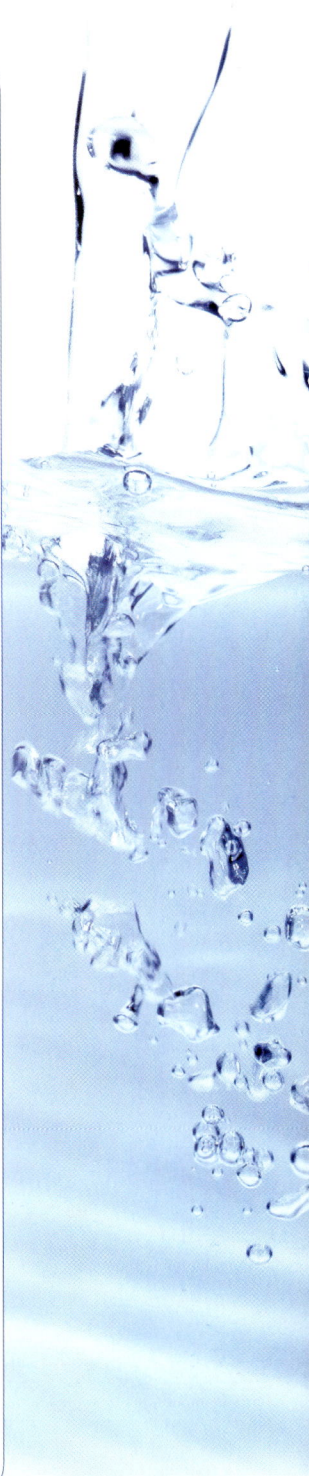

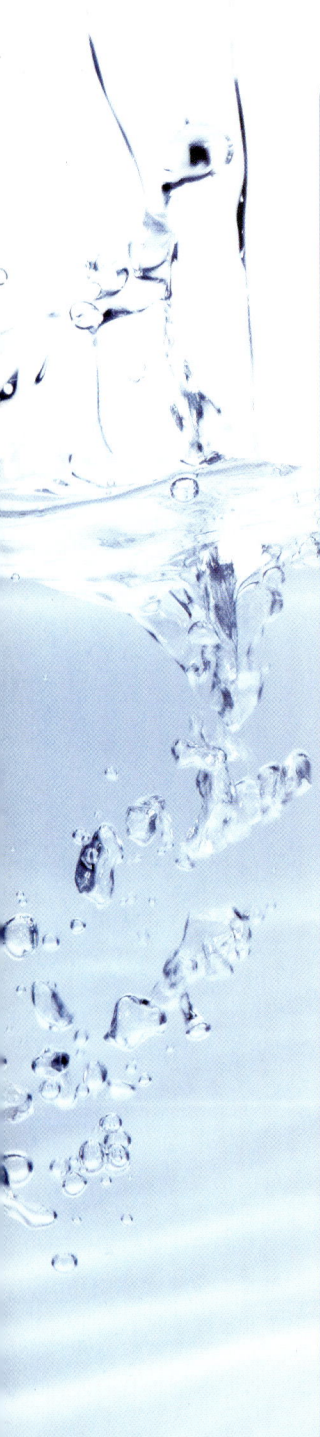

Zucchinisuppe

Etwa 1/2 junge Zucchini
1 Zwiebel
1/8 l Weißwein
3 EL Olivenöl
1/2 l klare Gemüsesuppe
Salz
Pfeffer
Thymian
2 EL Sauerrahm (saure Sahne)
2 EL Milch

Zwiebel klein hacken und Zucchini in Würfel schneiden. Olivenöl erhitzen und Zwiebel und Zucchini anlaufen lassen. Mit Wein ablöschen und dünsten lassen. Nach etwa zehn Minuten die Suppe dazugießen. Mit Salz, Pfeffer und Thymian abschmecken. Mit dem Mixstab pürieren und den Sauerrahm und die Milch langsam einrühren.

Karottensuppe

500 g Karotten
2 Kartoffeln
1/2 l Wasser
1 EL Olivenöl
Salz
Pfeffer
1 EL Sauerrahm (saure Sahne)

Die Karotten putzen, waschen und in kleine Würfel schneiden. Die Kartoffeln schälen und klein schneiden. Beides in Wasser weich dünsten. Olivenöl dazugeben und im Mixer fein pürieren. Mit Salz und Pfeffer abschmecken und mit einem Esslöffel Sauerrahm garnieren.

Suppe aus Meeresfrüchten

1 kg verschiedene Meeresfrüchte (Fische, Tintenfisch, Scampi, Krebse)
250 g Miesmuscheln
3 EL Olivenöl
1 große Zwiebel
 3 Knoblauchzehen
2 Tomaten
Weißwein

Gehackte Zwiebel in Olivenöl andünsten. Zerdrückte Knoblauchzehen dazugeben. Würfelig geschnittene Tomaten dazugeben und mit
Weißwein aufgießen. Fische säubern, Tintenfisch in Stücke schneiden, Scampi im Ganzen lassen, Muscheln bürsten, waschen und
kurz in wenig Fischfond aufkochen, damit sie sich öffnen. Abseihen
und den Sud aufheben. Meeresfrüchte dazugeben, mit Musche-
labsud und 1 Liter Wasser aufgießen und alles gut kochen lassen.
Den Topf nur rütteln, nicht umrühren, da sonst die Fische zerfallen.
Sobald die Fische gar sind (mit der Gabel testen), die Muscheln
dazugeben und kurz mitkochen lassen. Auf mit Knoblauch eingerie-
benen Weißbrotscheiben servieren.

Topinambursuppe

350 g gekochter und geschälter Topinambur
30 g gehackte Zwiebel
50 g Olivenöl
1/2 l klare Gemüsesuppe
3 EL Sauerrahm (saure Sahne)
3 EL Milch
Meersalz
Weißer Pfeffer aus der Mühle

Zwiebel und zwei Drittel vom Topinambur in Olivenöl andünsten.
Anschließend mit der Gemüsesuppe aufgießen. Nach fünf Minuten
Sauerrahm und Milch dazugeben und alles fein mixen. Durch ein
Sieb seihen und mit Salz und Pfeffer würzen. Restlichen Topinambur
in kleine Würfel schneiden. In etwas Öl braun anrösten und in die
Suppe einlegen.

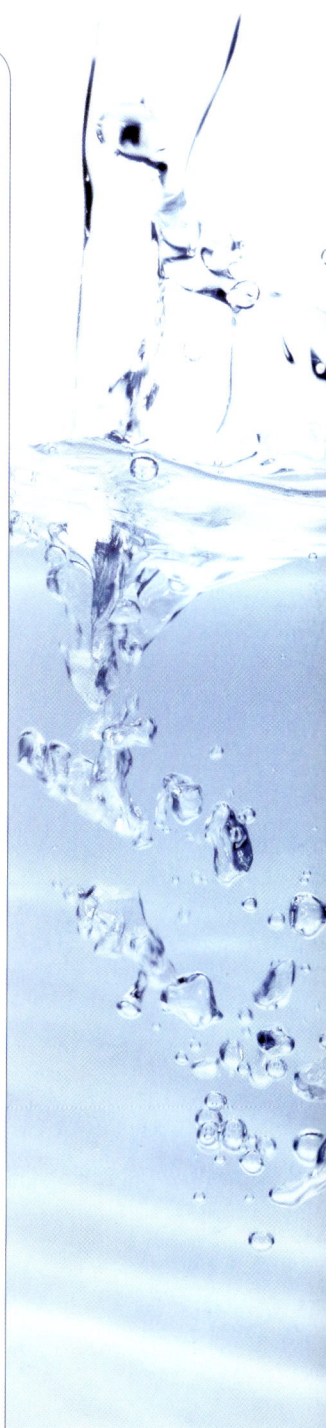

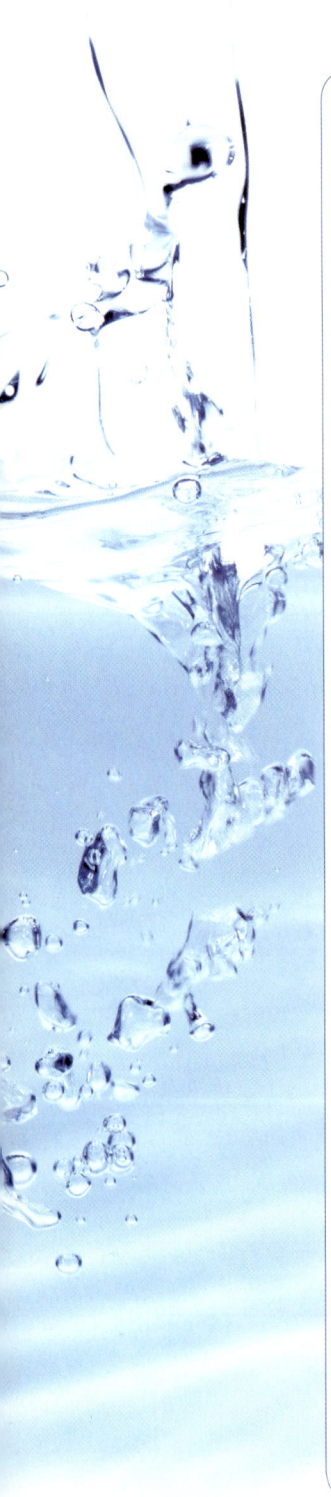

Dinkelsuppe

50 g Dinkelgrieß
1 l klare Gemüsesuppe
10 dag geriebenes Wurzelwerk (Sellerie, Karotten, Petersiliewurzel)
3 EL Olivenöl
Kräutersalz
Hefeflocken

Den Dinkelgrieß ohne Öl leicht anrösten und mit der Suppe aufgießen. Aufkochen und etwa 10 Minuten köcheln lassen. Vor dem Anrichten das Wurzelwerk beifügen und mit Olivenöl und Hefeflocken vollenden.

Suppe vom Hühnchen

1 kg mageres Hühnerfleisch
1 Bund Suppengrün
1 Liter Wasser
1 pflanzlicher Suppenwürfel
Thymian
Salz
Pfeffer
200 g feine Erbsenschoten

Das Suppengrün putzen, waschen und zusammen mit dem Hühnerfleisch und dem kalten Wasser zum Kochen bringen. Bei schwacher Hitze etwa 30 Minuten köcheln lassen. Gemüse und Fleisch herausnehmen, klein schneiden und wieder in die Suppe geben. Erbsenschoten in mundgerechte Stücke schneiden und in der Suppe kurz ziehen lassen. Mit Suppenwürfel, Thymian, Salz und Pfeffer würzen.

Spargelcremesuppe

700 g weißer Spargel geputzt
1 EL Olivenöl
1 EL Mehl · 1 Zwiebel · 30 ml Milch
800 ml klare Gemüsesuppe
Basilikum · Weißer Pfeffer aus der Mühle · Weißwein · Zitronensaft

Die trockenen Enden des Spargels abschneiden. Die Spargelköpfe etwa 5 cm abschneiden und zur Seite legen. Den restlichen Spargel klein schneiden. Die fein gehackte Zwiebel in Olivenöl andünsten. Einen Esslöffel Mehl einrühren und mit der Gemüsesuppe und der Milch aufgießen. Die Spargelköpfe werden vorher kurz in etwas Suppe weich gedünstet. Die Suppe kurz köcheln lassen und mit Basilikum und Pfeffer abschmecken. Die Spargelstückchen dazu-geben und 10 Minuten zugedeckt weich dünsten. Danach im Mixer pürieren. In den Topf zurückgießen und mit Weißwein, Zitronensaft und Pfeffer abschmecken.

Ungarische Gulaschsuppe

250 g Rindfleisch von der Wade
3 große Zwiebeln · 4 Kartoffeln · 2 Tomaten
4 EL Olivenöl
Paprikapulver · 1 Spritzer Essig
3 Knoblauchzehen
Kümmel · Majoran · Pfeffer · Salz · 1 Pfefferoni
1 1/2 l klare Gemüsesuppe

Fein gehackte Zwiebeln in Öl goldgelb andünsten. Das Paprikapulver einstreuen und mit Essig und etwas Suppe ablöschen. Das Rind-fleisch in kleine Würfel schneiden und dazugeben. Die Tomaten schälen, entkernen und in kleine Stücke schneiden und ebenfalls in den Topf geben. Mit zerdrückter Knoblauchzehe, klein geschnitte-nem Pfefferoni und Gewürzen abschmecken. Mit der Gemüsesuppe aufgießen und köcheln lassen, bis das Fleisch fast weich ist.

Kartoffeln schälen, in Würfel schneiden und in die Suppe geben. Eventuell noch mit etwas Wasser aufgießen und alles weich kochen.

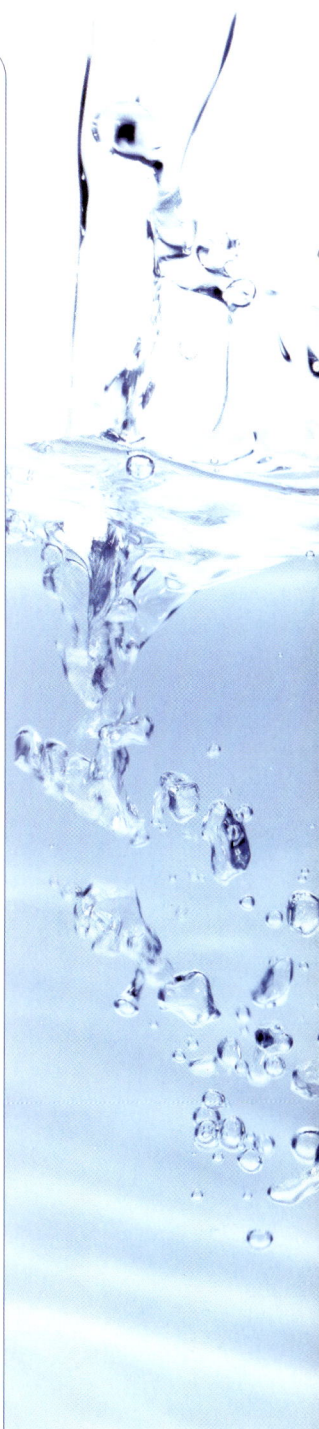

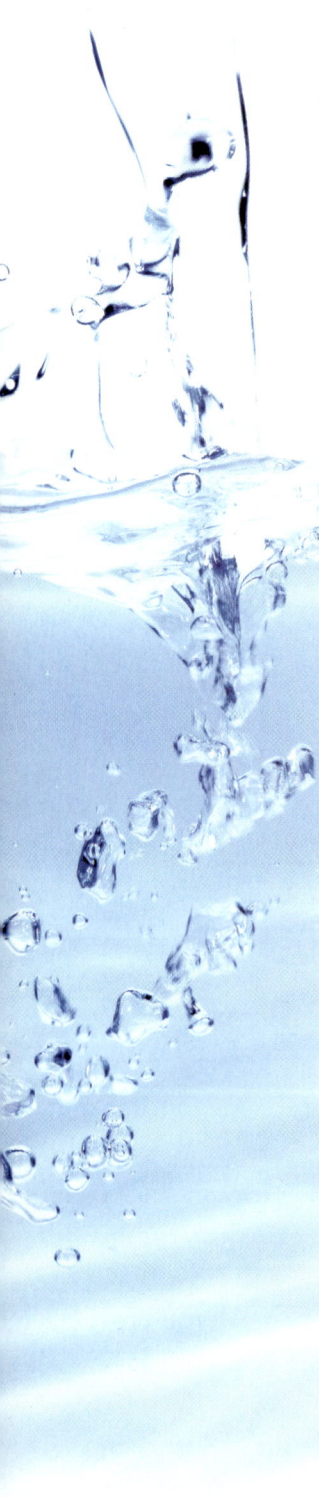

Gurkensuppe

2 Salatgurken
2 EL Weißweinessig
1 EL Zitronensaft
1/3 l Mineralwasser
1 Knoblauchzehe
Salz · Pfeffer · Zucker
120 g Ziegenkäse
4 Oliven
2 EL Kapern
2 EL Schnittlauchröllchen

Gurken schälen, längs halbieren und mit einem Löffel entkernen. Das Fruchtfleisch klein schneiden und pürieren. Weißweinessig, Zitronensaft und 1/3 l Mineralwasser mit dem Gurkenpüree vermischen. Eine Knoblauchzehe zerdrücken und dazugeben. Mit Salz, Pfeffer und Zucker abschmecken.

Ziegenkäse fein würfeln, Oliven klein schneiden. Gurkensuppe mit Käse, Oliven, Kapern und Schnittlauchröllchen servieren.

Bohnensuppe

200 g getrocknete Bohnen
1 l klare Gemüsesuppe
2 Zwiebeln
Paprikapulver
Weinessig
1 EL Tomatenmark
1 Chilischote
4 EL Sauerrahm (saure Sahne)

Bohnen gut waschen und über Nacht in Wasser einweichen. Im Einweichwasser weich kochen. Zwiebeln klein würfeln und in Öl andünsten.
Mit etwas Paprikapulver bestreuen und mit Essig ablöschen. Tomatenmark hinzufügen und mit dem Bohnensud aufgießen.

Die Bohnen dazugeben und noch etwa zehn Minuten köcheln lassen. Dann die in Streifen geschnittene Chilischote hineinrühren und mit Salz und Pfeffer abschmecken. Auf jede Portion Suppe einen EL Sauerrahm geben.

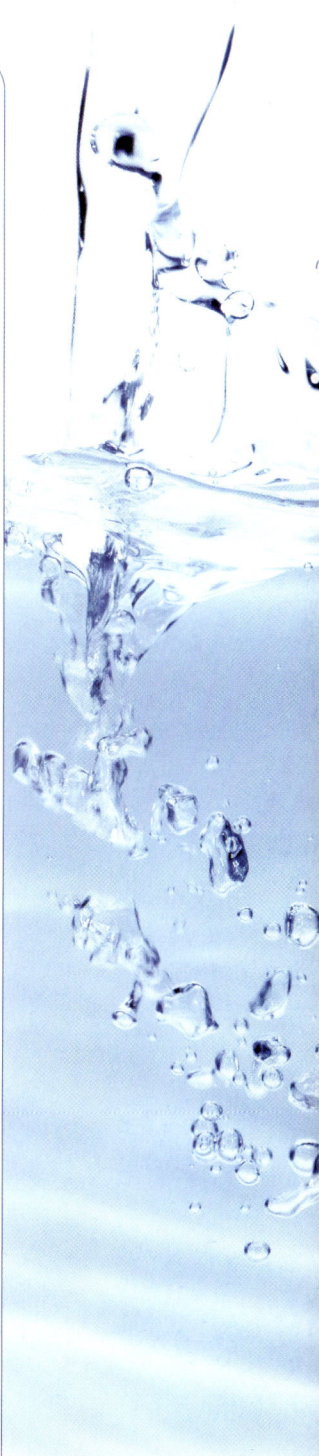

Suppe aus Schwarzwurzeln

150 g Schwarzwurzeln
1 Zwiebel
1 EL Öl
1/8 l Milch
 1/4 l klare Gemüsesuppe
etwas Sauerrahm (saure Sahne)
2 Eigelb
Meersalz
Pfeffer aus der Mühle

Schwarzwurzeln schälen und sofort in Essigwasser legen, damit sie sich nicht verfärben. Die Hälfte der Schwarzwurzeln in 1 cm dicke Scheiben schneiden. Zwiebel in Öl dünsten und Schwarzwurzeln dazugeben. Mit Suppe aufgießen, weich kochen und anschließend pürieren.

Die andere Hälfte der Schwarzwurzeln in zwei Zentimeter große Stücke schneiden und in der Suppe weich köcheln. Mit Salz und Pfeffer abschmecken. Mit Milch aufgießen und zuletzt mit Sauerrahm und geschlagenen Eigelben legieren.

Trinkkuren

Bevor Sie eine Heilwasserkur zu Hause durchführen, sollten Sie einen Arzt aufsuchen und abklären, welche Trinkkur für Sie am geeignetsten ist. Bei Behandlungen von Magen-Darm-Problemen, Harnwegsinfekten oder dergleichen ist unbedingt ärztlicher Rat erforderlich.

Jedes Heilwasser hat eine bestimmte Zusammensetzung an wirksamen Inhaltsstoffen. Diese Zusammensetzung entscheidet darüber, welche Wirkung im Organismus hervorgerufen wird.

Inhaltsstoffe von Mineralwässern

	Alpquell	Astoria	Aubad-Quelle	Donat-quelle	Gleichenb. Johannis-brunnen	Güssinger	Juvina	Long Life
Natrium	3,8 mg/l	3,5 mg/l	4,4 mg/l	1.600 mg/l	1.020 mg/l	201 mg/l	332 mg/l	115 mg/l
Kalium	1,9 mg/l	1,9 mg/l	2,05 mg/l	12 mg/l	44 mg/l	13,4 mg/l	17 mg/l	8,2 mg/l
Magnesium	41,1 mg/l	39,1 mg/l	47,2 mg/l	1.060 mg/l	107,7 mg/l	23,5 mg/l	55 mg/l	206 mg/l
Kalzium	242,9 mg/l	216,2 mg/l	431,26 mg/l	420 mg/l	187 mg/l	98,6 mg/l	260 mg/l	263 mg/l
Eisen	—	—	0,23 mg/l	0,2 mg/l	6,32 mg/l	8,49 mg/l	1,8 mg/l	—
Chlorid	3,4 mg/l	3,1 mg/l	3,83 mg/l	74 mg/l	279 mg/l	92 mg/l	55 mg/l	33 mg/l
Sulfat	548,7 mg/l	479,1 mg/l	1.027,86 mg/l	2.250 mg/l	< 2 mg/l	9,5 mg/l	65 mg/l	4 mg/l
Hydrogencarbonat	256,8 mg/l	254,8 mg/l	246,52 mg/l	7.700 mg/l	3.420 mg/l	814 mg/l	1.710 mg/l	2.100 mg/l
Fluor / Fluorid	< 0,2 mg/l	< 0,2 mg/l	—	0,02 mg/l	1,4 mg/l	0,7 mg/l	0,5 mg/l	—
meta-Kieselsäure	—	—	7,8 mg/l	145 mg/l	—	13,5 mg/l	45,5 mg/l	43 mg/l
Nitrat	2,2 mg/l	2,3 mg/l	0,6 mg/l	22 mg/l	< 1 mg/l	0 mg/l	0,3 mg/l	0,5 mg/l
Jodid	—	—	—	180 µg/l	—	20 µg/l	—	—
Selen	—	—	—	—	—	< 1 µg/l	—	—
Lithium	—	—	—	2,7 mg/l	—	—	—	—
Kupfer	—	—	—	—	—	6 µg/l	—	—
Kobalt	—	—	—	—	—	—	—	—
Nickel	—	—	—	—	—	—	—	—
Zink	—	—	—	—	—	12 µg/l	—	—
Vanadium	—	—	—	—	—	—	—	—
Molybdän	—	—	—	—	—	—	—	—
Mangan	—	—	—	0,19 mg/l	< 0,1 mg/l	0,21 mg/l	0,2 mg/l	—
Chrom	—	—	—	—	—	6µg/l	—	—

— = keine Angaben vorhanden / * = in Ultraspuren vorhanden

Minaris	Peter-quelle	Preblauer Auen-quelle	Preblauer Paracel-sus-quelle	Radenska	Rogaska	Römer-quelle	Steirer-quell	Vöslauer	Wald-quelle
74,5 mg/l	532 mg/l	515,9 mg/l	645,6 mg/l	461,6 mg/l	1.544 mg/l	13,3 mg/l	19,8 mg/l	14,0 mg/l	28,3 mg/l
4,0 mg/l	11,23 mg/l	38,8 mg/l	42,4 mg/l	79,5 mg/l	15 mg/l	2,1 mg/l	1,36 mg/l	1,62 mg/l	3,3 mg/l
16,7 mg/l	39 mg/l	55 mg/l	25 mg/l	99,1 mg/l	1.070 mg/l	65,5 mg/l	11,1 mg/l	40,3 mg/l	17,5 mg/l
73,4 mg/l	159 mg/l	251,7 mg/l	176,8 mg/l	211,4 mg/l	393 mg/l	146,7 mg/l	69,2 mg/l	114 mg/l	87,1 mg/l
0,63 mg/l	0,78 mg/l	< 0,1 mg/l	—	8,65 mg/l	0,18 mg/l	—	0,20 mg/l	0,012 mg/l	—
27,0 mg/l	208 mg/l	79 mg/l	51,8 mg/l	47,3 mg/l	80 mg/l	4,3 mg/l	11,0 mg/l	24 mg/l	3,04 mg/l
19,0 mg/l	8,68 mg/l	36,6 mg/l	104,7 mg/l	97 mg/l	2.250 mg/l	298,5 mg/l	21,0 mg/l	227 mg/l	12,8 mg/l
448 mg/l	1.788 mg/l	2.251,5 mg/l	2.212,5 mg/l	2.315 mg/l	7.750 mg/l	427,4 mg/l	275 mg/l	256 mg/l	414,2 mg/l
0,5 mg/l	0,95 mg/l	0,61 mg/l	0,21 mg/l	0,57 mg/l	0,17 mg/l	0,32 mg/l	0,30 mg/l	0,8 mg/l	—
21,0 mg/l	25,16 mg/l	56,8 mg/l	66,9 mg/l	64,5 mg/l	156 mg/l	—	26,0 mg/l	14,0 mg/l	41,1 mg/l
—	—	0,1 mg/l	0,21 mg/l	—	< 0,9 mg/l	—	—	—	—
20 µg/l	210 µg/l	57 µg/l	—	—	100 µg/l	14 µg/l	1,0 µg/l	—	—
—	—	0,2 µg/l	—	0,32 µg/l	< 5 µg/l	0,3 µg/l	—	—	—
—	—	1,32 mg/l	—	0,76 mg/l	2,73 mg/l	0,025 mg/l	—	—	—
—	—	0,5 µg/l	—	0,47 µg/l	23 µg/l	0,29 µg/l	—	—	—
—	—	*	—	0,7 µg/l	—	0,1 µg/l	—	—	—
—	—	3,3 µg/l	—	6,5 µg/l	—	0,39 µg/l	—	—	—
—	—	6,1 µg/l	—	1,24 µg/l	34 µg/l	6 µg/l	—	—	—
—	—	*	—	< 0,1 µg/l	—	0,04 µg/l	—	—	—
—	—	*	—	0,42 µg/l	—	0,81 µg/l	—	5 µg/l	—
0,14 mg/l	0,2 mg/l	0,46 mg/l	—	0,28 mg/l	0,11 mg/l	0,026 mg/l	0,05 mg/l	0,002 mg/l	—
—	—	0,14 µg/l	—	0,7 µg/l	< 1,0 µg/l	0,66 µg/l	—	—	—

ohne Anspruch auf Vollständigkeit

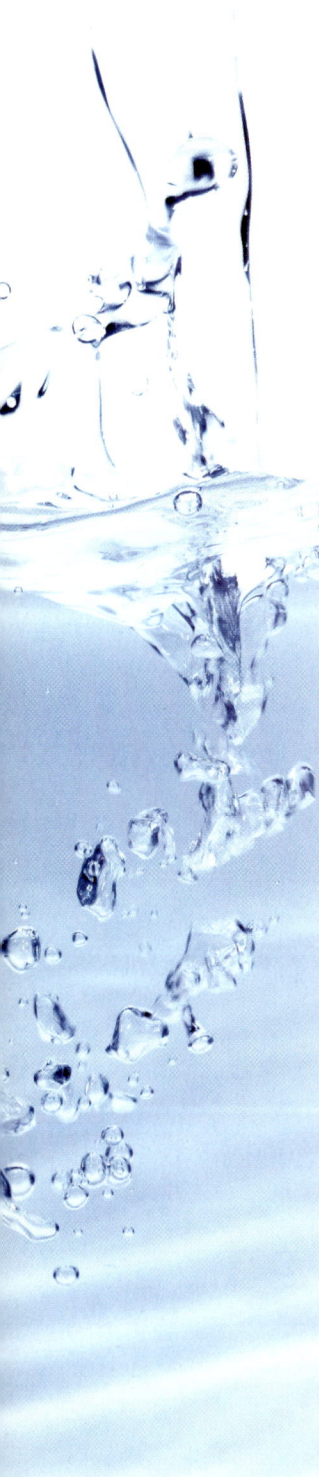

Chlorid

beeinflusst gemeinsam mit dem Natrium den osmotischen Druck in den Zellen und reguliert den Wasserhaushalt des Körpers.

Chrom

Akuter Chrommangel ist ein Grund für das Auftreten der Zuckerkrankheit. Eine Unterversorgung mit Chrom führt zu einer Störung der Zuckerverwertung und kann als Vorläufer einer beginnenden Blutgefäßverkalkung sein.

Eisen

Bei Eisenmangel: Müdigkeit, Abgeschlagenheit, Blutarmut. Der Eisenmangel ist der am häufigsten festgestellte ernährungsbedingte Mangelzustand.

Fluorid

(Über 1 mg/l) Bei Fluoridmangel: Karies.

Hydrogencarbonat

ist die wichtigste Puffersubstanz im Blut, um dessen Übersäuerung zu verhindern. Durch hydrogencarbonathaltige Mineralwässer kann man eine Übersäuerungstendenz eindämmen und einen funktionierenden Säure-Basen-Haushalt gewährleisten.

Jodid

Bei Jodmangel:
Unterfunktion der Schilddrüse (Jodmangelkropf).

Kalium

Bei Kaliummangel: Störungen der Muskelfunktion, Verstopfung, Darmträgheit, Herzfunktionsstörungen.

Kalzium

ist wichtig für die Bildung von Knochen und Zähnen und beeinflusst die Erregbarkeit der Nerven und Muskeln und ist unerlässlich für die Blutgerinnung. Bei Kalziummangel: Osteoporose, chronische Harnwegsinfektionen, Hornhautschädigungen an Haaren und Fingernägeln, Bluthochdruck.

Kobalt

wird für die Blutbildung benötigt. Bei Kobaltmangel (ev. in Folge einer vegetarischen Ernährung): gestörtes Blutbild.

Kupfer

fördert die Eisenaufnahme. Akuter Kupfermangel kann zu erhöhter Cholesterinkonzentration im Blut führen, wobei die Mechanismen, die zu diesem Phänomen führen, unerforscht sind.

Lithium

beeinflusst die psychische Stabilität. Depressionen, üble Laune, Arbeitsunlust und Lithiumaufnahme können in einem Zusammenhang stehen.

Magnesium

ist wesentlich an allen Stoffwechselvorgängen beteiligt.
(Über 100 mg/l) Bei Magnesiummangel: Herz-Kreislauf-Erkrankungen. Psychischer Stress erhöht den Magnesiumbedarf des Menschen.

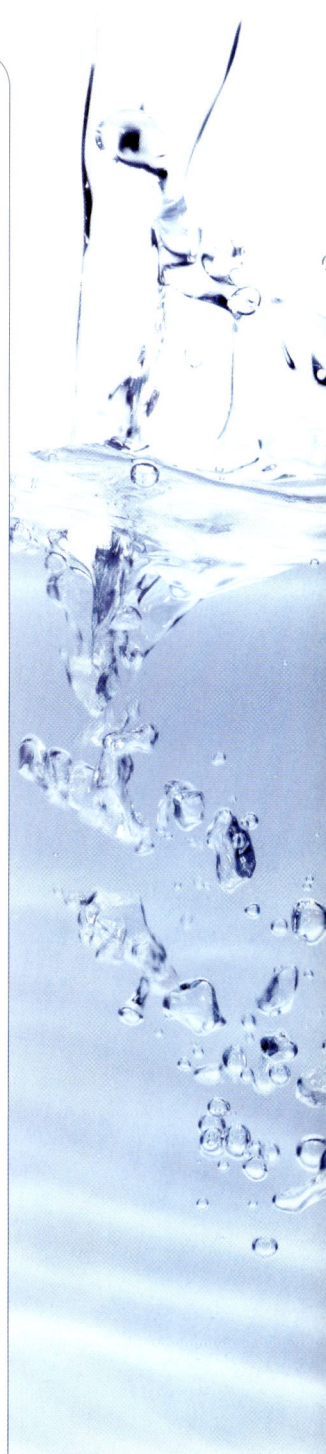

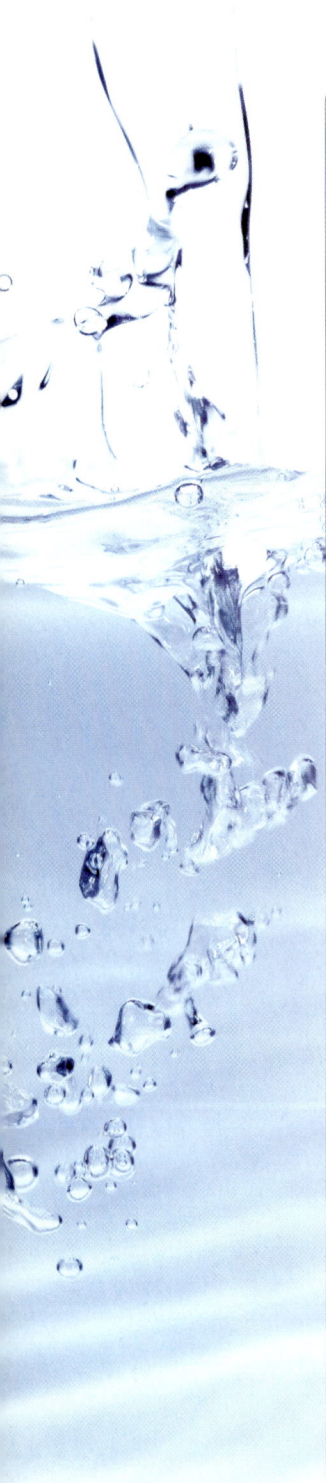

Mangan

Bei Manganmangel: Stoffwechselstörungen, Sterilität, Unfruchtbarkeit, bei Schwangeren vermindertes Knorpel- und Knochenwachstum am Ungeborenen.

Molybdän

ist Bestandteil fast aller Enzyme, die die Stoffwechselvorgänge in Gang halten.

Natrium

ist an der Regulation des Flüssigkeitsbestands im Organismus unmittelbar beteiligt. Bei Natriummangel: Störungen des Wasserhaushalts. Bluthochdruck-Patienten müssen Natrium meiden.

Nickel

Bei Nickelmangel: Blutarmut, Blässe, Schwindel, Müdigkeit. Nichtallergiker: Vorsicht!

Selen

ist einer der wichtigsten Radikalenfänger und spielt daher in der Krebsprävention und in der Herz-Kreislauf-Prävention sowie beim Verhindern der vorzeitigen Alterung eine Rolle.

Sulfat

ist für den Eiweißhaushalt des Körpers wichtig und ist auch zumeist Bestandteil von Nahrungseiweiß. Sulfate sind schwer löslich und führen eine abführende Wirkung aus.

Vanadium

hat eine positive Wirkung auf Zähne und Knochenaufbau und reguliert den Cholesterinstoffwechsel positiv.

Zink

spielt eine wichtige Rolle im Säure-Basen-Haushalt und ist am Energiestoffwechsel, am menschlichen Wachstum und an der Infektionsabwehr beteiligt. Kinder mit Zinkmangel leiden an verzögertem Wachstum. Zink ist vor allem für den Heranwachsenden und für den älteren Menschen ein unbedingtes Muss.

Kohlensäure

(Über 1.000 mg/Liter) bei zu wenig Magensäure

(Über 2.000 mg/Liter) für Durchspülungsbehandlungen bei chronischen Harnwegsinfekten.

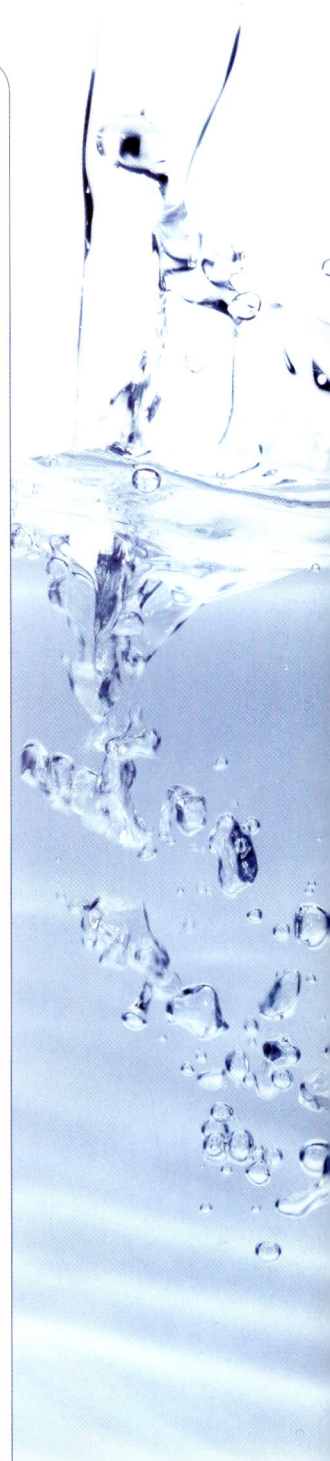

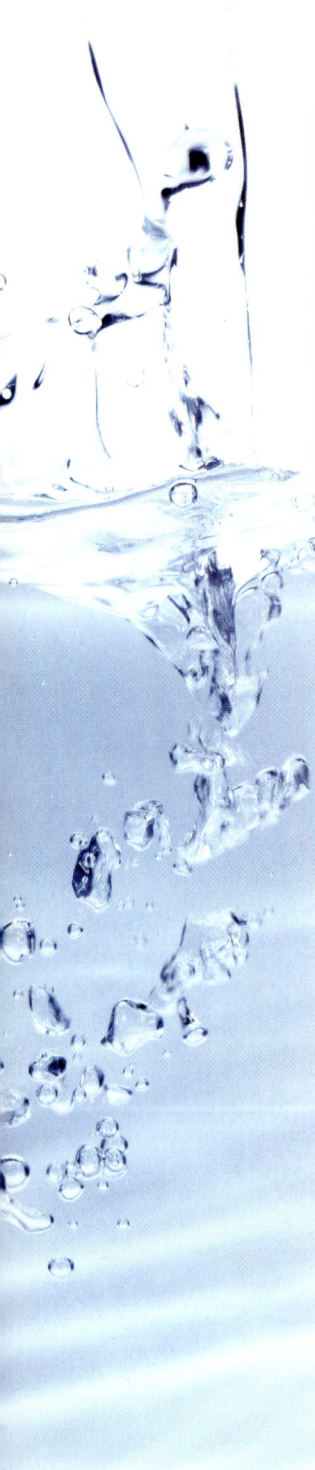

Hauptklassen von Heilwässern

Hydrogencarbonatwässer

Sie binden Säuren und lösen Schleim und eignen sich deshalb besonders zur Behandlung von chronischen Magenschleimhautentzündungen und von zu viel Magensäure. Regelmäßige Trinkkuren beugen auch einer Nierensteinbildung vor.

Sulfatwässer

Trinkkuren mit Sulfatwässern bringen den Darm in Schwung, regen die Funktion von Galle und Bauchspeicheldrüse an und sorgen so für eine bessere Fettverdauung. Auch Magen-Darm-Erkrankungen können mit dieser Trinkkur positiv beeinflusst werden.

Chloridwässer

Diese Heilwässer enthalten Kochsalz, das in therapeutischen Mengen positiv auf Kreislauf und Verdauungstrakt wirkt. Zusätzlich werden sie bei Atemwegserkrankungen, Asthma, Rheuma, Fettsucht, Hautproblemen, Frauenleiden und Blutarmut angewandt.

Heilwässer sollten immer vor den Mahlzeiten getrunken werden. Etwa 1/4 bis 1/2 Liter wäre ideal.

Übrigens: Die etwa 1 1/2 Liter sollten zusätzlich zu den normalen Getränken getrunken werden und nicht anstatt. Brauchen Sie einmal geöffnete Flaschen innerhalb von zwei Tagen auf, es können sich sonst unerwünschte Bakterien bilden. Erhältlich sind Heilwässer in Apotheken, einige auch in guten Supermärkten oder Sie fordern sie direkt bei den örtlichen Kurverwaltungen an.

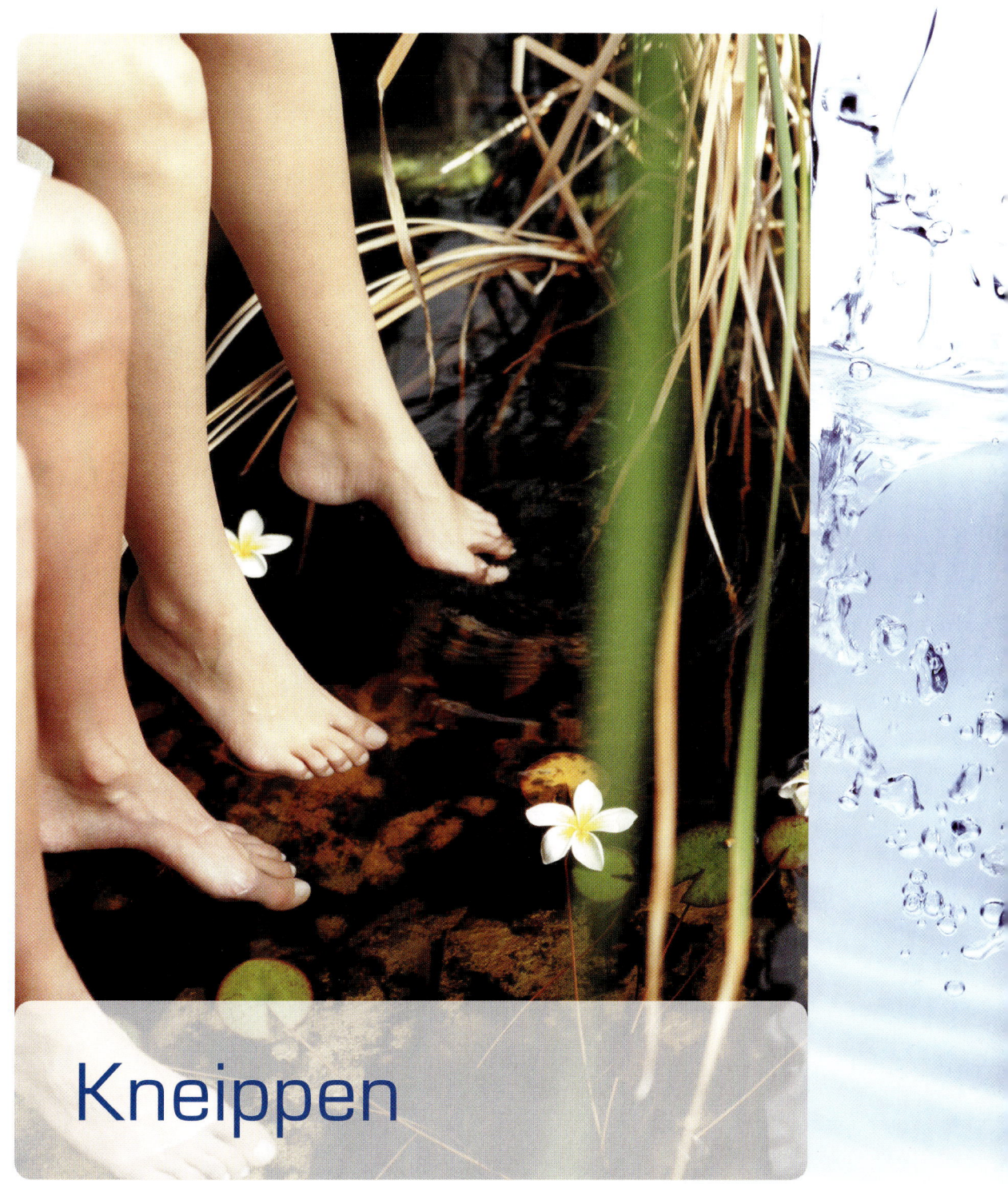

Kneippen

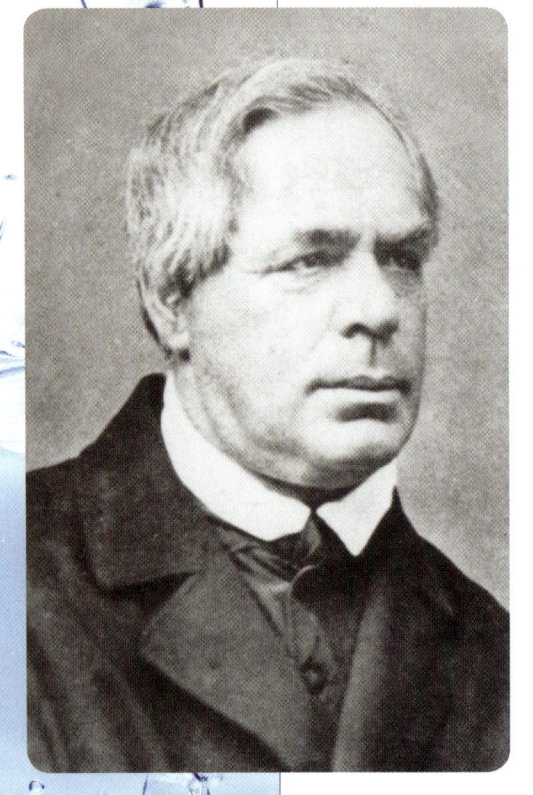

Pfarrer Sebastian Kneipp war zwar nicht der Erfinder von Wassertherapien, aber er erstellte ein eigenes Therapiekonzept, das aus fünf Komponenten – Wasser, Heilpflanzen, Bewegung, Ernährung, Ordnungstherapie – bestand und bis heute Gültigkeit hat. Die Kneipp Therapie hat einen fixen Platz in der modernen Medizin. Es handelt sich um Reize durch kaltes, temperiertes, warmes oder heißes Wasser. Zusätzlich werden durch pflanzliche Wirkstoffe und mechanische Reize verschiedene Reaktionen am Behandelten ausgelöst. Durch Wasseranwendungen kann man sowohl einen Soforteffekt als auch einen Langzeiteffekt erreichen.

Kneipp erkannte die günstige Wirkung von Wasser in Kombination mit Heilpflanzen. Wasser ist ein gutes Transportmittel, um Wirkstoffe verschiedener Heilpflanzen in den Körper einzubringen. Entweder durch Trinken von Tees, durch Inhalieren oder mit Badezusätzen über die Haut. Auch die Bewegung war Kneipp ein Anliegen: Richtig betrieben, löst sie im Körper ähnliche Reaktionen wie die Therapie mit Wasser aus und ist auch eine sinnvolle Ergänzung dazu.

Gesunde Ernährung dient als Basis aller ganzheitlichen Therapieprogramme. Naturbelassene Vollwertnahrung ist ein wichtiger Schritt in Richtung Gesundheit und Wohlbefinden. Zur »Ordnungstherapie« zählen vor allem auch Entspannungsmethoden wie das autogene Training. Das Leben soll nach einem bestimmten Rhythmus geplant werden, z. B. ein bestimmter Arbeits-Ruhe-Rhythmus.

In dieser Gesamtheit liegt der besondere Wert der Kneipptherapie, besonders in einer Zeit, die von Stress und Hektik regiert wird. Die Kneipptherapie soll zur Gesundheitsvorsorge ebenso dienen wie als Zusatzbehandlung chronischer Erkrankungen oder zur Rehabilitation.

Alle Kneippanwendungen zur Behandlung von Erkrankungen – zusätzlich zur ärztlichen Therapie – müssen mit dem Arzt abgesprochen werden.

Die Kneippbehandlungen können auch zu Hause durchgeführt werden, sollten aber immer vorher mit dem Arzt auf die jeweiligen Beschwerden abgestimmt werden.

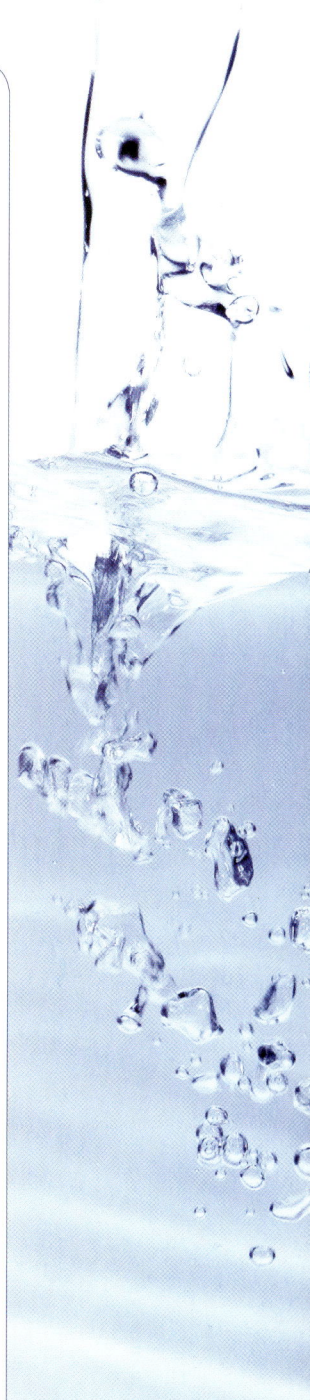

Einige Grundbedingungen der Kneipp-Therapien:

- 💧 Der Raum, in dem die Behandlungen durchgeführt werden, sollte gut gelüftet aber auch gut temperiert sein (etwa 22 bis 23 °C sind ideal). Zugluft muss vermieden werden.

- 💧 Kaltwasseranwendungen dürfen nur auf warmen Körperregionen durchgeführt werden. Nötigenfalls vorher durch Bewegung oder Warmanwendung vorwärmen.

- 💧 Wenn Sie Anwendungen mit kaltem Wasser durchführen wollen, müssen Ihre Gefäße funktionstüchtig sein (Arzt fragen).

- 💧 Nach Kaltreizen das Wasser nur abstreifen und die Wiedererwärmung durch Bewegung fördern.

- 💧 Nach Behandlungen mit warmem Wasser abtrocknen und ankleiden, um die Wärme zu bewahren.

- 💧 Alle nicht behandelten Körperteile sollten gut bedeckt sein, um nicht auszukühlen.

- 💧 Bei Wechselbädern immer folgendes Prinzip beachten: Lange warm, kurz kalt. Immer mit kalt abschließen. Nur wenn man sich sehr schlecht wieder erwärmt, kann man auch mit warmem Wasser beenden. Zwei- bis maximal viermal wechseln.

- 💧 Alle Anwendungen sollten in möglichst entspannter Haltung durchgeführt werden. Nach jeder Behandlung mindestens eine halbe Stunde ruhen. Wollen Sie Langzeiterfolge erzielen, müssen Sie die Anwendungen täglich durchführen.

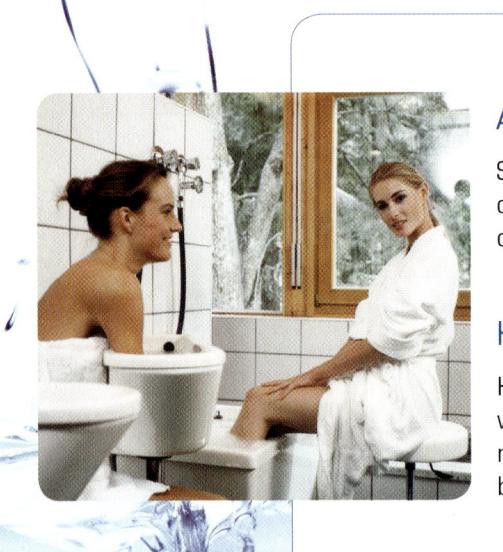

Ansteigende Bäder

Sie wirken in erster Linie gefäßerweiternd und dürfen daher nicht bei Venenerkrankungen angewendet werden.

Kalte Bäder

Kaltwasseranwendungen werden heute kürzer angewandt als zu Kneipps Zeiten. Kalte Bäder werden meist als Teilbäder verabreicht und sind auf Sekunden beschränkt.

Warme Bäder

Diese Bäder sollten bei Temperaturen zwischen 35 und 37 °C durchgeführt werden. Sie können mit Zusätzen von Kräutern »angereichert« werden. Für Herz und Kreislauf sind Teilbäder oder Wechselbäder besser verträglich.

Nach einem warmen Bad sollte immer eine kurze kalte Abgießung oder Abwaschung folgen. Mindestens eine halbe Stunde sollte danach im Bett geruht werden. Das warme Bad wirkt entspannend, kann aber den Kreislauf belasten.

Ansteigendes Armbad

Dient der Mehrdurchblutung innerer Organe, besonders auch der Herzkranz- und Gehirngefäße. Füllen Sie das Waschbecken zu Beginn mit 32 bis 35 °C warmem Wasser.

Setzen Sie sich vor das Becken und tauchen Sie beide Arme ins Wasser und lassen Sie im Laufe einer Viertelstunde langsam heißes Wasser nachrinnen bis eine Temperatur von 40 bis 42 °C erreicht ist.

Fünf Minuten so verweilen. Anschließend abtrocknen und ohne Kaltanwendung eine halbe Stunde ruhen, um wieder auf die Normaltemperatur zu kommen.

Geeignet für leichte Blutdruckerhöhung, bei gefäßbedingten Kopfschmerzen, beginnender Entzündung im Nasen-Rachen-Raum und stabiler Angina pectoris. Nicht durchführen bei instabiler Angina pectoris und bei nicht beherrschtem Bluthochdruck. Vor der Anwendung unbedingt den Arzt fragen.

Kaltes Armbad

Das Waschbecken mit kaltem Wasser füllen und erst den rechten, dann den linken Arm so weit wie möglich eintauchen. Unter leichter Bewegung 10 – 20 – 30 Sekunden im Wasser lassen. Dabei laut zählen »21,22,23 usw.«, damit auf das Ausatmen nicht vergessen wird. Die Bewegung soll immer wieder einen neuen Kältereiz erzeugen. Die Kälte darf nicht schmerzen, sonst sofort Arme aus dem Wasser nehmen. Durch den kurzen Kältereiz werden die Gefäße verengt. Gleich darauf wird aber durch eine automatische Abwehr des Körpers mehr Blut an die der Kälte ausgesetzten Stellen geschickt. Die Durchblutung wird gefördert, ganz besonders wirkt sich die vermehrte Blutzufuhr auch an den Versorgungsgefäßen des Herzens aus. Hervorragend geeignet für das Leistungstief zwischen 11 und 15 Uhr. Es ist außerdem zu empfehlen bei nervösem Herzklopfen und bei großer Hitzebelastung. Dieses kalte Armbad ist ideal als Vorbeugung von Herzbeschwerden. Bei bestehenden Herzbeschwerden muss aber auf jeden Fall die Zustimmung des Arztes eingeholt werden.

Wechselwarmes Armbad

Erst die Arme in warmem (etwa 36 bis 38 °C) Wasser 5 Minuten baden. Dann kurz 10 bis 20 Sekunden in kaltes Wasser tauchen. Wiederholen und die Arme abstreifen. Nicht abtrocknen. Etwas Bewegung machen. Anfangs wird 2-mal später kann auch 3- bis 4-mal gewechselt werden. – Immer warm beginnen und kalt enden. Wenn Sie sich schlecht erwärmen, warm schließen, abtrocknen und ankleiden. Die Durchblutung wird im gesamten Oberkörper gut angeregt.

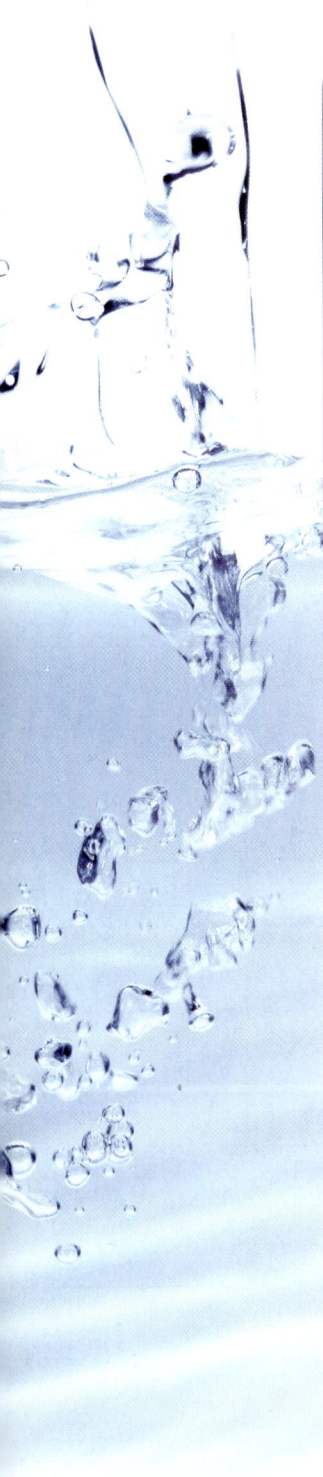

Durch die Wechselwirkung wird ein besonderer Trainingseffekt erreicht. Ideal bei Durchblutungsstörungen der Beingefäße, wenn Krampfadern eine direkte Behandlung verbieten. Bei Herz-, Kreislauf- und Atemproblemen immer vorher einen Arzt fragen.

Ansteigendes Fußbad

Für Fußbäder sollte eine Fußbadewanne angeschafft werden. Die Fußbadewanne in die Badewanne stellen und mit lauwarmem Wasser (etwa 32 °C) füllen. Die Beine bequem hineinstellen. Im Laufe einer Viertelstunde lassen Sie langsam heißes Wasser zulaufen bis etwa 40 °C erreicht sind.

Etwa fünf Minuten im heißen Wasser bleiben und anschließend ohne Kaltanwendung abtrocknen und eine halbe Stunde ruhen. Durch langsame Überwärmung der Beine wird der ganze Körper erwärmt, ganz besonders der Hals-Nasen-Rachen-Raum (bei beginnender Erkältung).

Geeignet ist dieses Bad bei Unterkühlung und einer beginnenden Erkältung. Bei Krampfadern darf das ansteigende Fußbad nicht angewandt werden!

Wechselfußbad

Für das Wechselfußbad sollte man zwei Behälter bereitstellen, in denen beide Beine bequem Platz haben. Einen füllen Sie mit warmem (37 bis 38 °C) Wasser, den zweiten mit kaltem Wasser. Das Wasser soll bis über die Waden reichen. Fünf Minuten mit beiden Beinen im warmem Wasser bleiben. Danach 10 Sekunden ins kalte Wasser tauchen. Den Vorgang wiederholen.

Nach kaltem Abschluss werden die Beine nur abgestreift und zwischen den Zehen abgetrocknet. Warme Socken anziehen und durch Bewegung wieder erwärmen oder zur Wiedererwärmung sofort ins Bett legen.

Bei schlechter Wiedererwärmung mit warmem Wasser beenden, abtrocknen und ankleiden. Geeignet als kräftiges Gefäßtraining für die Arterien der Beine.

Nicht anwenden bei starken Durchblutungsstörungen der Beine (Raucherbein oder Schaufensterkrankheit), bei schlecht reagierenden Gefäßen der Beine und Krampfadern. Bei Herz-Kreislauf-Problemen vorher den Arzt fragen.

Kneipp-Güsse

Kneipp-Güsse werden ebenfalls kalt oder im Wechsel warm/kalt angewendet. Bei allen kalten Güssen gilt: »Kalte Anwendung nur auf einen warmen Körper!«

Kalter Armguss

Der rechte Arm hängt in die Badewanne. Man nimmt den Schlauch oder die Brause mit gebundenem Strahl in die linke Hand und führt das Wasser vom kleinen Finger langsam aufwärts bis zur Schulter, dreimal über der Armkugel hin und her und an der Innenseite des Armes wieder hinunter. Ebenso begießt man anschließend den linken Arm. Dann die Anwendung wiederholen. Wassertropfen abstreifen, Kleidung über die nassen Arme ziehen und leichte Bewegung machen, bis man wieder trocken ist.

Der Armguss wirkt erfrischend und belebend bei körperlicher und geistiger Überforderung, aber auch an heißen Sommertagen. Nicht anwenden bei chronisch rheumatischen Beschwerden und Durchblutungsstörungen der Arme.

Wechselarmguss

Dieser Guss wird wie der kalte Armguss vorbereitet. Man beginnt mit dem rechten, kleinen Finger, führt den warmen Wasserstrahl bis zur Schulter, fünf- bis sechsmal über der Armkugel hin und her und danach langsam wieder an der Innenseite bis zu den Fingern. Das Gleiche erfolgt am linken Arm und anschließend wird die ganze warme Begießung wiederholt. Es folgt eine kurze kalte Abgießung,

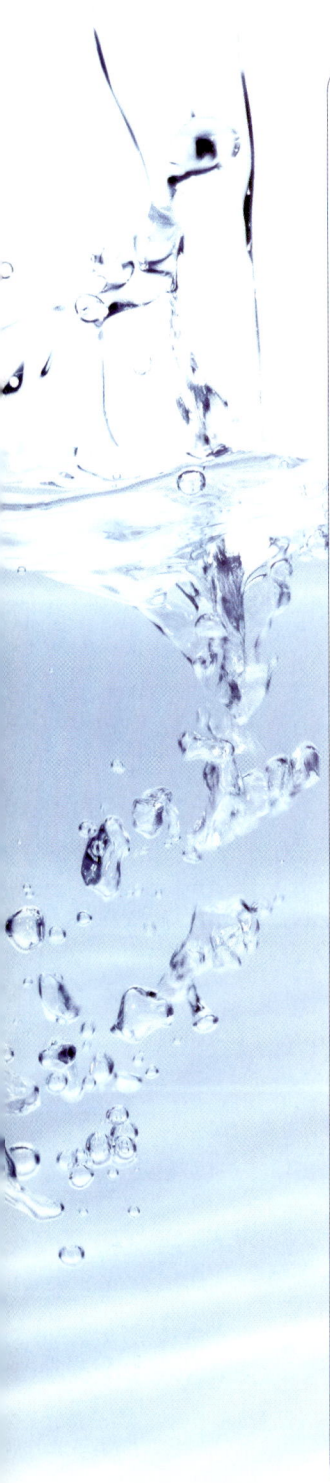

das heißt, der Strahl wird nur einmal über beide Arme geführt, ohne an der Armkugel zu kreisen. Insgesamt zweimal warm und zweimal kalt. Arme abstreifen, anziehen und etwas Bewegung machen. Günstig bei Muskelverspannungen im Nacken- und Schulterbereich. Nicht anzuwenden bei schlechter Blutzirkulation, Nervenentzündungen und Zuckerkrankheit.

Brustguss

Dieser Guss wird mit einem Armguss eingeleitet. Anschließend wird bei überhängendem Oberkörper auch die Brust begossen. Beachten Sie, dass das Wasser nicht über den Bauch abrinnt. Ein dickes Handtuch, um die Mittel geschlungen, hilft dabei. Der Brustguss kann, wie jeder andere Guss, warm, kalt oder wechselwarm verabreicht werden.
Durch den Reiz auf Arme und Brustgegend kommt es zu einer vertieften Atmung und dadurch besseren Sauerstoffversorgung. Nicht anwenden dürfen Sie diesen Guss bei schweren Schäden des Herzens, der Atemwege und bei Bluthochdruck.

Gesichtsguss

Führt man diesen Guss zur Erfrischung und Straffung der Haut kalt durch, darf das Wasser nicht zu kalt sein (18 bis 20 °C). Beginnen Sie an der rechten Schläfenseite und kreisen Sie unter Einschluss der Schläfen langsam zwei- bis dreimal um das Gesicht herum. Nach einer kleinen Atempause führen Sie den Strahl in einigen Längsstrichen rechts und links über die Gesichtshälften auf und ab. Wieder einatmen (während des Gusses ausatmen) und zum Schluss nochmals umkreisen. Leicht abtrocknen. Durchgeführt wird dieser »Schönheitsguss« zur Vorbeugung von Falten und zur Erfrischung. Nicht anwenden bei Gesichtsnervenstörungen!

Kalter Knieguss

Die Brause in die rechte Hand nehmen. Dann beginnt man an der rechten kleinen Zehe, geht langsam an der Außenseite des Beines rückwärts über die Kniekehle, führt den Strahl dreimal über der

Kniekehle hin und her, führt ihn dann handbreit über dem Knie wieder dreimal hin und her und geht an der Innenseite des Beines hinab. Das Gleiche beim linken Bein durchführen und die ganze Anwendung wiederholen. Eine leichte Rötung ist ein Zeichen der Reaktion, Blaufärbung darf aber niemals auftreten. Zuletzt werden noch beide Fußsohlen abgegossen. Vorraussetzung ist natürlich, dass man warme Füße hat. Nach dem Guss die Beine abstreifen, die Zehen gut abtrocknen und warme Socken anziehen.

Der Kniegeuss regt den gesamten Kreislauf an und hat eine ähnliche Wirkung wie Kaffee. Diese »berühmteste« Kneippanwendung ist auch ein hervorragendes Venentraining. Außerdem wird der Rachenraum widerstandsfähiger gegenüber Krankheitserregern. Nicht durchführen bei arterieller Durchblutungsstörung der Beine und allen Unterleibserkrankungen.

Kalter Schenkelguss

Der Schenkelguss ist ein verlängerter Kniegeuss. Der gesamte Unterkörper muss frei sein. Man beginnt wie beim Kniegeuss, geht aber höher hinauf, also von der rechten kleinen Zehe an der Außenseite hoch bis rückwärts über die Hüfte und den Darmbeinbogen. Über diese Fläche gießt man drei- bis viermal und wechselt dann nach vorne, gießt in der Leistenbeuge ebenfalls drei- bis viermal und geht langsam nach unten ab. Am linken Bein wiederholen. Anschließend den ganzen Guss wiederholen.
Zum Schluss noch die Fußsohlen begießen. Wassertropfen von den Beinen abstreifen, zwischen den Zehen gut abtrocknen und warme Socken anziehen.

Mit dem kalten Schenkelguss in der Früh nach der Reinigungsdusche kann man »schwere« Beine und auch bereits mit Krampfadern geschädigte Beine sehr gut beeinflussen. Durch Bewegung für Wiedererwärmung sorgen. Nicht durchführen bei arteriellen Durchblutungsstörungen der Beine, Neigung zu Entzündungen und Funktionsstörungen der Organe des kleinen Beckens bei Frauen und Männern.

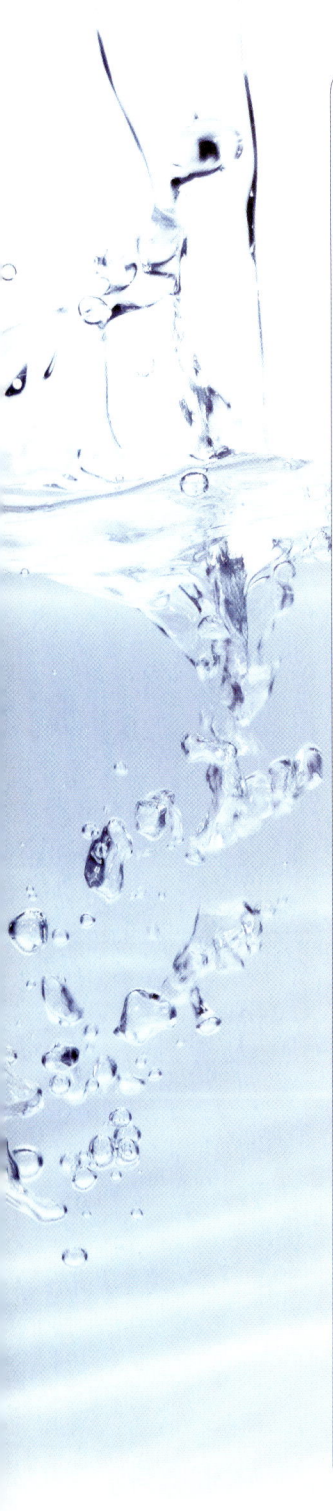

Wechselknieguss

Stellen Sie sich ohne Schuhe und Strümpfe in die Badewanne. Sonst bleiben Sie angekleidet. Hosenbeine nur dann umschlagen, wenn sie weit genug sind und die Durchblutung nicht behindert wird.

Man beginnt rechts außen an der kleinen Zehe, geht dann langsam mit dem warmen Strahl an der Außenseite hinauf bis über die Kniekehle, verweilt dort unter leichtem Hin- und Herpendeln etwa 5 Sekunden. Danach wechselt man nach vorne über die Kniescheibe, verweilt handbreit darüber wieder 5 Sekunden und geht langsam nach innen hinab. Am linken Bein ebenfalls durchführen und noch einmal warm wiederholen.

Danach, von der rechten kleinen Zehe beginnend, kurz kalt abgießen und gleich wieder mit warm beginnen. Zum Abschluss wieder kurz kalt abgießen. Geeignet gegen kalte Füße, müde und schwere Beine, nach stumpfen Kniegelenkverletzungen bei beginnenden Kniegelenkarthrosen.

Nicht anwenden bei Durchblutungsstörungen, bei Krampfadern und akuten Schüben bei Kniegelenkarthrosen.

Wechselschenkelguss

Man beginnt mit warm und gießt dementsprechend länger, also fünfmal jeweils am Beckenrand und in der Leistenbeuge. Wie beim Knieguss wird das Warme wiederholt, erst dann folgt die kurze kalte Abgießung. Darauf wieder zweimal warm und kurz kalt.

In der Regel wird zweimal gewechselt, es kann aber gesteigert werden. Zum Abschluss die Fußsohlen kalt abgießen.

Warmer Wirbelsäulenguss

Dieser Guss muss immer von einer zweiten Person durchgeführt werden. Der Patient sitzt völlig entkleidet (warmer Raum) auf einem Hocker in der Badewanne oder Duschtasse, leicht nach vorne gebeugt und entspannt.

Der Helfer lässt nun körperwarmes Wasser, etwa 32 bis 34 °C, von der Halswirbelsäule über die gesamte Wirbelsäule abwärts rinnen (Wassermantel über den ganzen Rücken). Dieser Guss soll etwa 1 bis 2 Minuten dauern. Danach abtrocknen und unbedingt eine halbe Stunde ins Bett legen.

Der Wirbelsäulenguss hilft bei Verspannungen der Rückenmuskulatur, vor allem bei psychischen Belastungen.

Wickel

Jede Art von Wickel wird im Bett angelegt. Man benötigt dazu ein Tuch für den direkten Hautkontakt als Reizträger (grobes Leinen, Heublumensack, Topfen (Quark) oder Lehmauflage), ein Zwischentuch (Molino) und ein Wolltuch (Decke) oder dickes Frotteetuch.

Ein Wickel muss immer rasch und fest angelegt werden. Es darf kein Luftzug zu der nassen Auflage kommen. Trotz des festen Sitzes darf sich der Patient nie eingeengt fühlen.

Kneipp-Wickel werden alle im so genannten Zug- und Gegenzugverfahren angelegt. Das unter dem Körper liegende Tuch wird mit einer Hand in Richtung Helfer herangezogen und mit der anderen Hand schiebt er den von oben über den Körper geschlagenen Teil mit der Handkante darunter hinein.
Dies geschieht mit allen drei Tüchern. Der übrig bleibende Tuchrest wird leicht übergeschlagen.

Die Größe des Wickels richtet sich nach dem einzuwickelnden Körperteil. Auf alle Fälle soll der nasse Teil immer am kleinsten und das Zwischentuch am größten sein.

Wärmeentziehender Wickel

Das Tuch wird nur wenig ausgewrungen, denn das Wasser ist Kälteträger und soll möglichst viel Wärme an sich ziehen. Statt Wasser kann auch kalte Molke oder Lehmwasser verwendet werden.

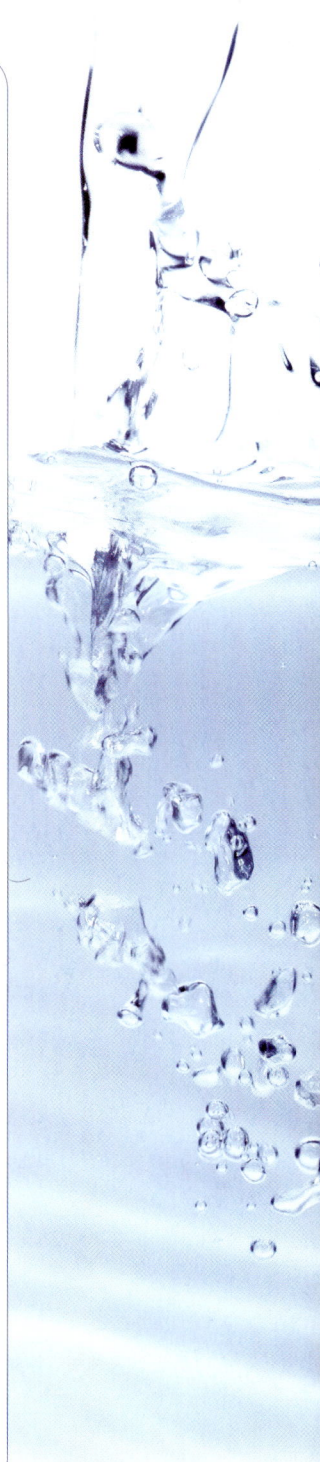

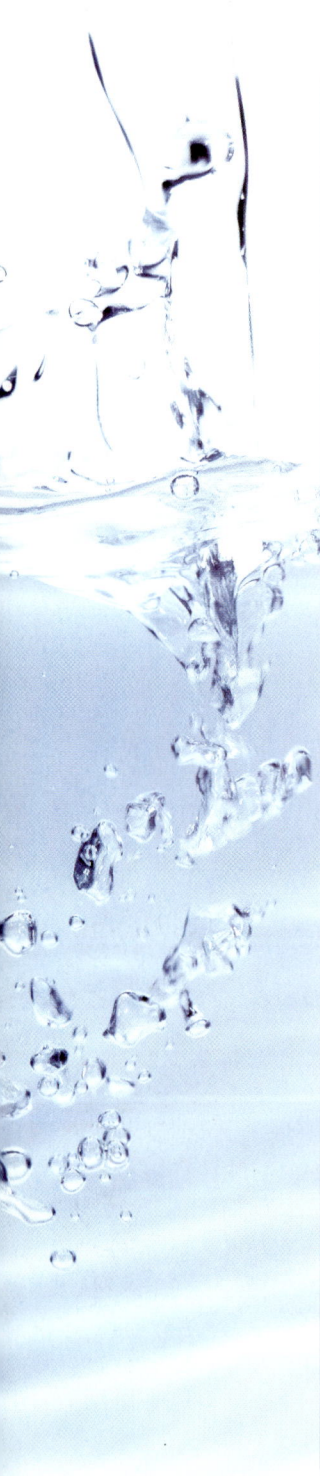

Durch das Anlegen eines mit kalter Flüssigkeit getränkten Tuches wird an der betreffenden Körperstelle ein Übermaß an Wärme (Gelenkentzündungen, Venenentzündungen, Fieber) abgezogen. Dadurch werden Entzündungen abgeblockt, Schmerzen gelindert und Schwellungen reduziert. Auch nach Zahnextraktionen oder Zahnwurzelentzündungen können kalte Auflagen Schmerzlinderung bringen.

Anwendungsbereiche: Lokal bei akuten Entzündungen der Gelenke, der Sehnenscheiden, der Schleimbeutel und der Venen, bei akuten muskulären Verspannungen im Lenden-Nacken-Schulter-Bereich und zur Fiebersenkung.

Nicht anwenden bei schweren Herz-Kreislauf-Störungen, hohem Blutdruck, chronisch deformierenden Gelenkveränderungen.

Wärmestauender Wickel

Bei diesem Wickel wird das kalte, nasse Tuch sehr gut ausgewrungen und wie bei allen anderen Wickeln mit Zwischentuch und Wolltuch fest angelegt. Darüber kommt noch eine Decke, die den ganzen Körper umschließt. Der Kopf wird mit einem Frotteetuch abgedeckt, nur das Gesicht bleibt frei.

Indikationen: Durch Viren ausgelöste katarrhalische Infekte, als Zusatzbehandlung neben Antibiotika, bei hartnäckigen Stirnhöhlenentzündungen mit Neigung chronisch zu werden.

Nicht angewendet werden sollte dieser Wickel bei schweren Herz-Kreislauf-Erkrankungen und hohem Blutdruck.

Schweißtreibender Wickel

Dieser Wickel unterscheidet sich vom wärmestauenden nur dadurch, dass er länger, also bis zum Schweißausbruch und dann noch eine halbe Stunde bis eine Stunde liegen bleibt.
Um den Schweißausbruch zu unterstützen, sollte man vorher ein Schale Lindenblüten- oder Holundertee trinken und eventuell eine Wärmeflasche zu den Füßen legen. Als Abschluss eventuell kühl abwaschen.

Dieser Wickel bewährt sich bei durch Viren ausgelöste katarrhalische Infekte, hartnäckiger Stirnhöhlenentzündung. Nicht anwenden bei schweren Herz-Kreislauf-Erkrankungen und hohem Blutdruck.

Armwickel

Ein warmes Wolltuch wird aufgelegt. Darauf kommt das Zwischentuch und schließlich das nasse Tuch. Dann legt der Patient seinen Arm darauf und dieser wird fest eingepackt. Man liegt ganz zugedeckt im Bett. Ein Armwickel mit Topfen oder Lehm kann gut zur Entstauung bei Schwelllungen helfen. Bei chronisch kalten Händen ohne Verengungen der Arterien bewähren sich kalte Armwickel auf beiden Armen, eventuell mit Essig oder Rosmarin, dreimal in der Woche angelegt. Auch bei Patienten mit Herzbeschwerden wie Unruhe, Herzklopfen und Herzstolpern bringt dieser Wickel Hilfe. Bei rheumatischen Beschwerden ohne Zeichen einer akuten Entzündung wird der Armwickel mit heißem Heublumenabsud gemacht.
Diesen Wickel bei schlecht reagierenden Gefäßen nicht anwenden.

Halswickel

Mit diesem Wickel gehört man ebenfalls ins Bett. Als nasses Tuch verwendet man am besten ein mehrfach der Länge nach zusammengelegtes dünnes Handtuch. Eine Hälfte wird in die Flüssigkeit eingetaucht, die andere Hälfte schon als Zwischentuch weiter umgelegt.

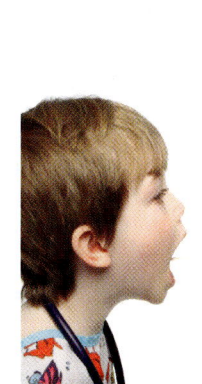

Schon bei leichtem Halskratzen oder rauem Hals sollte man einen kalten Halswickel anlegen. Am besten vor dem Schlafengehen. Der Wickel kann abgenommen werden, wenn er warm ist. Es schadet aber auch nicht, wenn man damit einschläft. Falls man fröstelt – kein kalter Halswickel!

Neben dem kalten Halswickel kann man natürlich auch warme Halswickel, eventuell mit ätherischen Ölen, anlegen.

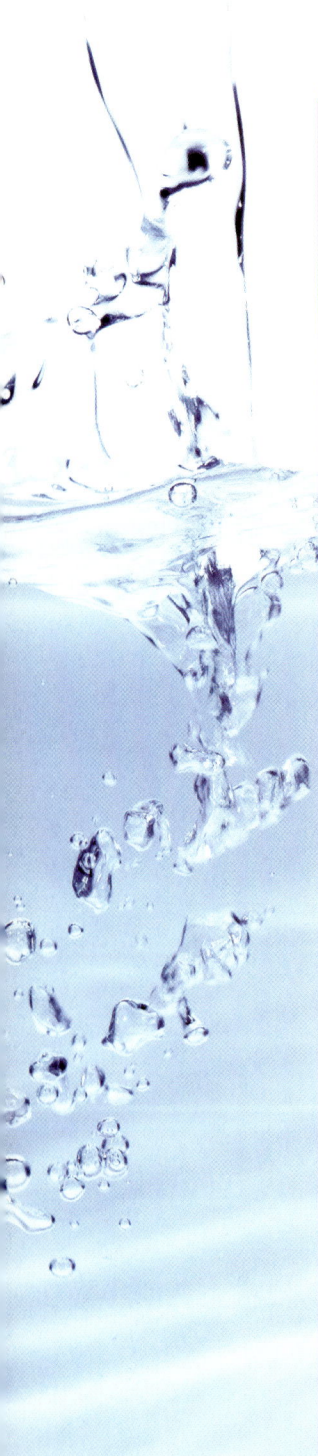

Auch bei Beschwerden einer leicht überschießenden Schilddrüse können Halswickel hilfreich sein. In diesem Fall verwendet man kalte Lehmwickel. Auch bei Lymphknotenschwellungen durch krankhafte Veränderungen im Kieferbereich und in der Halsregion können, nach ärztlicher Abklärung, Lehmwickel angewandt werden. Nicht anwenden bei stärkeren Abnützungen an den das Gehirn versorgenden Halsarterien.

Lendenwickel

Wolldecke und Zwischentuch ins Bett legen. Der Patient muss im Bett liegen und sollte gut vorgewärmt sein. Das nasse Tuch wird rasch unter dem Gesäß durchgezogen und der Wickel im Zug- und Gegenzugverfahren angelegt. Er reicht von der Mitte der Oberschenkel bis über den Nabel. Als kalter Wickel wirkt er harmonisierend auf die Organe des Bauchraumes. Als Leibauflage (vierfach zusammengelegtes Tuch nur am Bauch bzw. Magen) hilft er bei gastritischen Reizzuständen.

Bei Blähungen und krampfartigen Beschwerden hingegen hilft ein warmer Wickel mit Heublumen.

Brustwickel

Technik wie beim Lendenwickel, nur entsprechend höherer Sitz. Er ist die Kneippanwendung bei Erkrankungen der unteren Atemwege. Kalt und später schweißtreibend bei fieberhafter Bronchitis und zur Unterstützung der ärztlichen Behandlung bei Lungen- und Rippenfellentzündungen.

Wenn möglich, sollte immer der schweißtreibende Wickel bevorzugt werden. Vor der Anwendung den Arzt fragen!

Kurzwickel

Diese Anwendung ist eine Kombination aus Lendenwickel und Brustwickel. Er reicht von der Mitte Oberschenkel bis unter die Achselhöhle und hilft bei fieberhaften Infekten und als Zusatztherapie bei Lungen-Rippenfell-Entzündungen. Der Arzt entscheidet über die Anwendung.

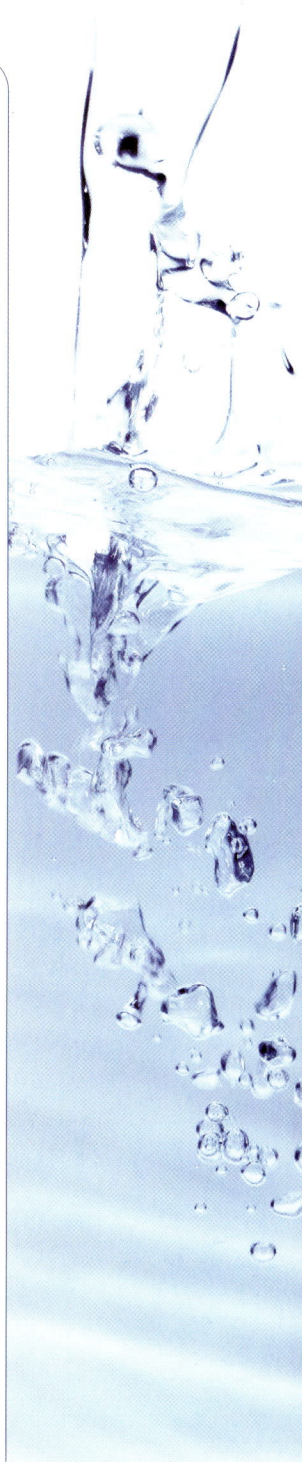

Beinwickel

Dieser Wickel reicht einschließlich des Fußes bis zur Leiste. Die Technik ist gleich wie beim Armwickel.

Er dient zur Vorbeugung, aber auch als Linderung bestehender Venenentzündungen. Krampfadern im nicht entzündlichen Zustand sollten öfter mit Beinwickeln unter Zusatz von Molke oder Topfen (Quark) behandelt werden.

Bei starken Wallungen im Klimakterium helfen kühl angelegte Beinwickel mit einem Zusatz beruhigender Kräuter.

Anwendungsgebiete sind Krampfadern, nächtliche Krämpfe, in der Serie bei klimakterischen Beschwerden und gefäßbedingten Kopfschmerzen.

Nicht anwenden bei chronisch rheumatischen Beschwerden.

Wadenwickel

Der einfache Wadenwickel lässt sich leicht mit zwei Handtüchern (ein dünnes und ein Frotteetuch) durchführen. Das dünne wird zur Hälfte in kaltes Wasser eingetaucht, um eine Wade gelegt und die andere Hälfte als Zwischentuch darüber. Mit dem dicken Frotteehandtuch oder einem Wollschal wird die ganze Wade im Zug- und Gegenzugverfahren eingepackt. Der Wickel bleibt oben, bis er warm ist.

Nasse Strümpfe oder Essigsöckchen haben praktisch die gleiche Wirkung. Man zieht ein Paar Leinen- oder Baumwollstutzen ohne Gummirand als nassen Teil an und ein Paar Wollstutzen als wärmenden Teil darüber.

Keine Kunstfaser verwenden, denn die saugt kein Wasser. Den Patienten gut zudecken und abwarten, bis die Strümpfe warm geworden sind. Erst dann abnehmen.

Nasse Strümpfe oder Wadenwickel eignen sich auch sehr gut um Schlafstörungen zu beheben. Bei Durchschlafstörungen legt man vorsorglich die nassen Strümpfe neben das Bett, damit man sie, wenn man aufwacht, sofort anziehen kann.

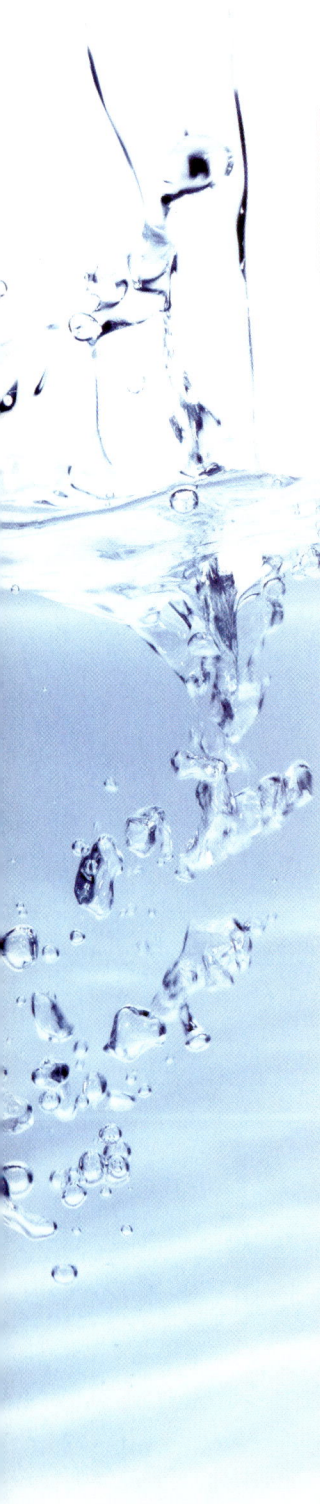

Kneippen für Kinder

Die meisten Kinder lieben das Wasser. Aber Achtung: Kneippbehandlungen bei Kindern müssen vorsichtiger und »milder« durchgeführt werden, da ihr Wärmehaushalt weniger stabil ist als der von Erwachsenen. Hier ein paar Kneippanwendungen, die auch für Kinder bestens geeignet sind. Für alle Methoden gilt aber wieder: Nie kalte Anwendungen auf kalten Körper! Vor jeder Kaltwasseranwendung muss durch eine heiße Dusche oder ein Bad gründlich vorgewärmt werden.

Kaltes Armbad

Vorher muss das Kind kräftig seine Arme bewegen, um sich aufzuwärmen. Dann taucht es die Arme für etwa 20 Sekunden in kühles Wasser. Nachher wieder erwärmen.

Tautreten/Schneelaufen

Das Kind läuft mit vorgewärmten Füßen zwei Minuten lang durch taunasses Gras. Im Schnee sollten nur 20 Sekunden gelaufen werden.

Wassertreten

Die Badewanne mit kühlem Wasser (Zimmertemperatur) füllen. Um Wasser zu sparen ist es besser, eine Fußwanne zu verwenden. Dann spaziert das Kind im Storchenschritt ein paar Mal durchs Wasser. Anschließend muss gründlich erwärmt werden. Entweder heiß duschen oder gleich ins Bett legen.

Folgende Anwendungen bei fieberhaften Infekten:

Feuchte Kniestrümpfe

wirken fiebersenkend. Mit kaltem Wasser getränkte Baumwoll-Strümpfe (sollten nicht einschnüren) anziehen und Frotteetücher darüber wickeln. Ins Bett legen und zehn Minuten einwirken lassen. Es sollte eine angenehme Wärme entstehen.

Warmer Brustwickel

Tränken Sie ein Leinentuch in warmem Wasser und wickeln Sie Ihr Kind von den Achseln bis zum Nabel darin ein (siehe Wickelanleitung, Seite 142). Dieser Wickel wirkt schleimlösend.

Noch ein paar wichtige Regeln:

- Je kleiner und jünger das Kind ist, desto kürzer sollten die Wasseranwendungen dauern.

- Der Temperaturunterschied zur Körpertemperatur muss geringer als bei Erwachsenen sein – also kein brunnenkaltes Wasser verwenden.

- Die Zahl der Anwendungen soll mit zunehmendem Alter gesteigert werden.

- Bei warmen Anwendungen muss auf die gesteigerte Wärmeempfindlichkeit von Kindern Rücksicht genommen werden.

- Um Kindern auch in Krankheitszeiten mit Kneippanwendungen helfen zu können, sollte man dem Nachwuchs spielerisch (in gesunden Tagen) immer wieder, nur so zum Spaß, einen Wickel machen.

- Als Einstieg hat sich Wassertreten sehr bewährt.

- Ideal ist es auch, schon bei Kleinkindern nach dem Bad eine kühle bzw. temperierte Abwaschung vorzunehmen und sie dann sofort trockenzureiben.

- Eine kalte Oberkörperwaschung morgens hilft Kindern, die schwer aufstehen und eine lange morgendliche Anlaufzeit haben.

- Kinder nie zu Kneippanwendungen zwingen!
  Besser ist eine gesundheitsbewusste Lebensgestaltung durch die Eltern.

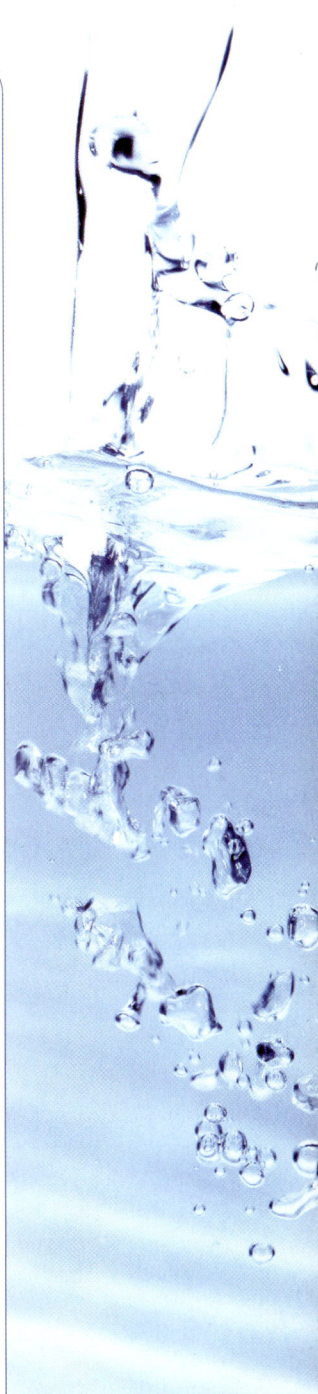

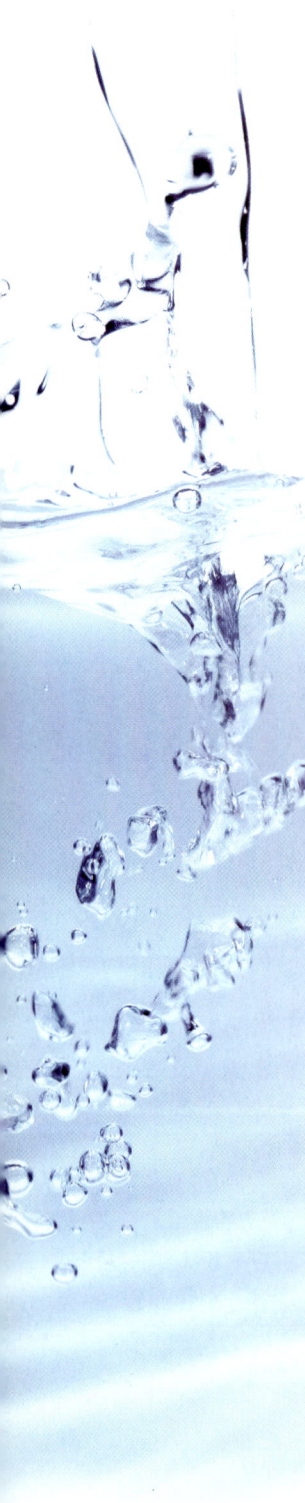

Wichtige Adressen:

Österreich

Österreichischer Kneippbund
Kunigundenweg 10
8700 Leoben
Tel. (038 42) 2 17 18
www.kneippbund.at

Österreichischer Heilbäder- und Kurorteverband
Josefsplatz 6
1010 Wien
Tel. (01) 5 12 19 04
www.oehkv.at

Deutschland

Deutscher Kneippbund e. V.
(Dachverband aller etwa 660 Kneippvereine)
Sebastian-Kneipp-Haus
Adolf-Scholz-Allee 6 – 8
D-86825 Bad Wörishofen
Tel. (0 82 47) 30 02-0
www.kneippbund.de

Verband Deutscher Kneipp-Heilbäder und Kneippkurorte
Kölner Straße 13
D-53902 Bad Münstereifel
Tel. (0 22 53) 54 46-88
www.kneippverband.de

Verband Deutscher Heilbrunnen
Kennedyallee 28
D-53175 Bonn
Tel. (02 28) 959 90 19
www.heilwasser.com

Schweiz

Schweizer Kneippverband
Weissensteinstraße 35
CH-3007 Bern
Tel. (0 31) 3 72 45 43
www.kneipp.ch

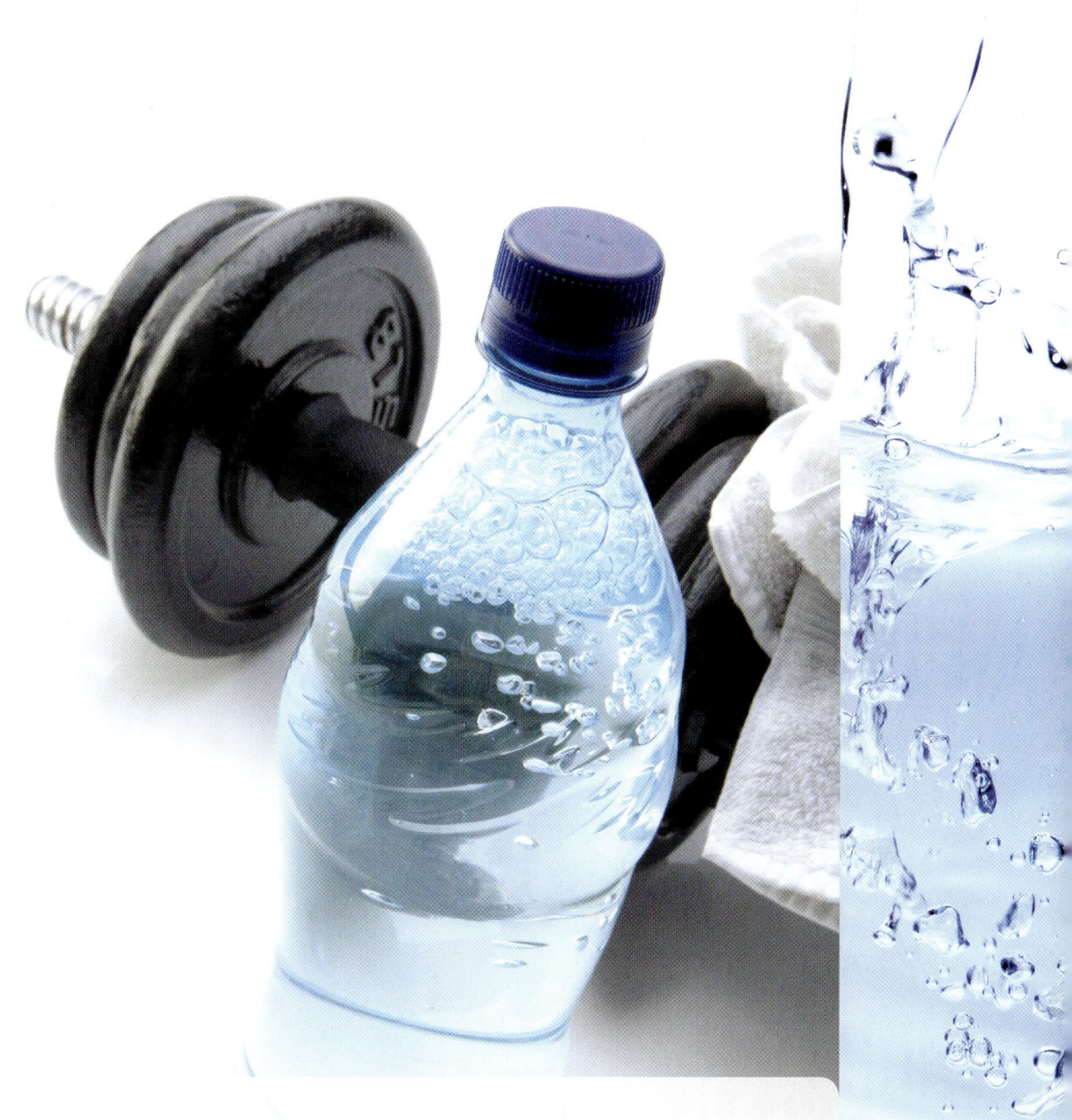

Erhöhter Flüssigkeitsbedarf

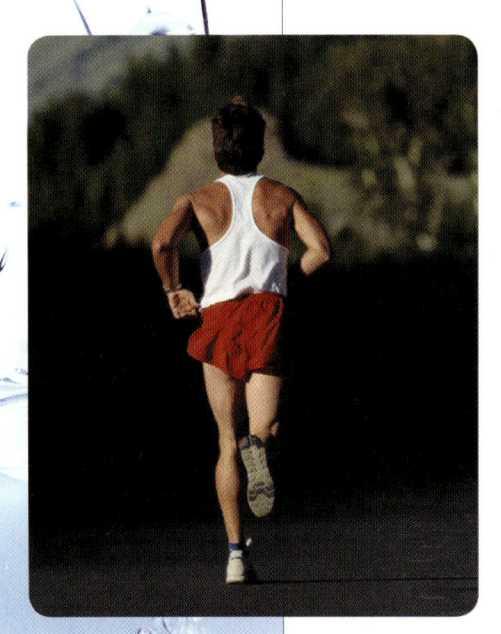

Ein Marathonläufer kann während eines Laufes bis zu fünf Prozent oder mehr seines Körpergewichts verlieren und zwar ausschließlich in Form von Wasser. Dadurch wird nicht nur die Leistungsfähigkeit beeinträchtigt, sondern dieser Verlust kann auch mit schwerwiegenden gesundheitlichen Risiken verbunden sein.

Eine Gewichtsabnahme durch Flüssigkeitsverlust von bis zu drei Prozent ergibt eine Verschlechterung der Leistungsfähigkeit um vier bis acht Prozent. Durst ist kein Indikator, ab wann wir beim Sport trinken sollten. Verspüren wir bei sportlicher Tätigkeit Durst, ist es meistens schon zu spät.

Bereits beim Aufwärmen empfiehlt Fitnesspapst Prof. Willi Dungl mit dem Trinken zu beginnen. Während des Trainings sollten immer wieder kleine Schlucke getrunken werden. Beim Tennis etwa eignen sich die Pausen zum Seitenwechsel, aber auch beim Ausdauersport (wie Laufen, Radfahren, Rollerskaten) sollte bei Temporeduzierung immer wieder getrunken werden. Bei Mannschaftssportarten gilt es die Regel zu befolgen: Zu jedem möglichen Zeitpunkt sollten die Spieler trinken.

Ideale Durstlöscher sind kalorienarme Getränke. Auch hier ist Wasser der »Flüssigkeitsversorger« schlechthin. Zusätzlich gleichen verdünnte Gemüse- und Obstsäfte Mineralstoffverluste aus. Der in Fruchtsäften enthaltene Fruchtzucker tritt schnell ins Blut über und steht von dort aus den Muskeln und Nervenzellen als Energielieferant zur Verfügung.

Elektrolytgetränke –
Modern oder wirklich notwendig?

Viele Menschen empfinden selten ein Durstgefühl. Ein regelrechtes Training, das bereits am Morgen mit einem Glas Wasser beginnt, kann das Trinkbedürfnis steigern. Das ist nicht nur für Spitzen-, sondern auch für Hobbysportler außerordentlich wichtig. Denn bei sportlicher Belastung sind die gesundheitlichen Konsequenzen von Flüssigkeitsmangel groß. Kopfschmerzen, Krämpfe und verminderte Reaktionsfähigkeit bis hin zu Schockzuständen können bei zu geringer Flüssigkeitsaufnahme bei sportlicher Betätigung auftreten.

Das Durstgefühl stellt sich nämlich erst bei einem Missverhältnis von Salz und Wasser im Organismus ein. Durch das Schwitzen beim Sport wird vermehrt Salz ausgeschieden – ein Liter Schweiß enthält etwa ein Gramm Salz – dadurch wird das Durstgefühl stimuliert. Trinkt der Sportler dann immer noch zu wenig oder gar nichts, kommt es zur Abnahme des Blutvolumens, bedingt durch den Schweißverlust führt das zu einer Verminderung des Herzminutenvolumens und zu einem Anstieg der Herzfrequenz. Damit kommt es aber auch zum Abfall des Schlagvolumens sowie zu einer Herabsetzung der Schweißbildung. Die Körpertemperatur steigt an. Aber auch die Störungen des intrazellulären Flüssigkeits- und Elektrolythaushalts wirken sich negativ aus, es kommt zu frühzeitiger Ermüdung.

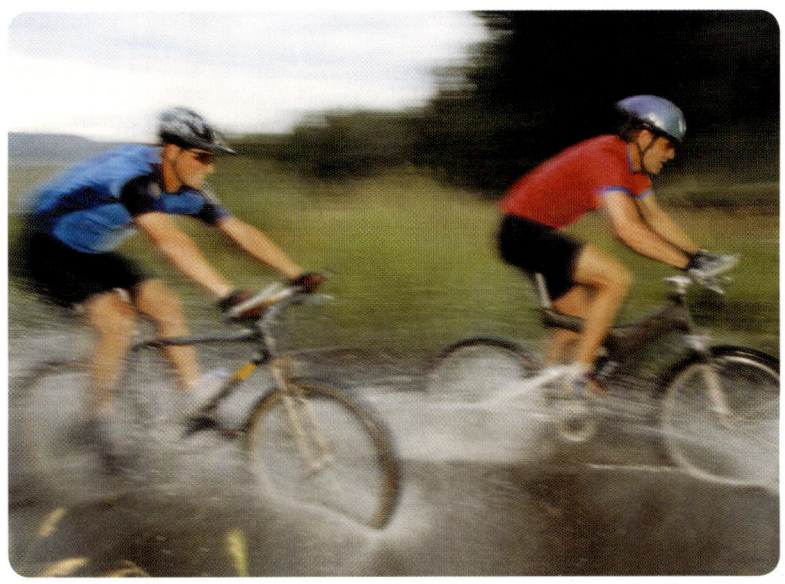

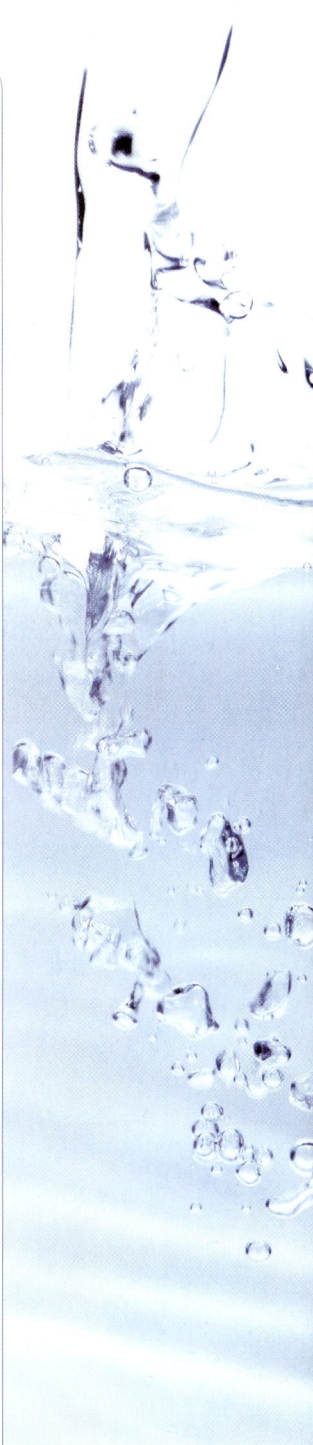

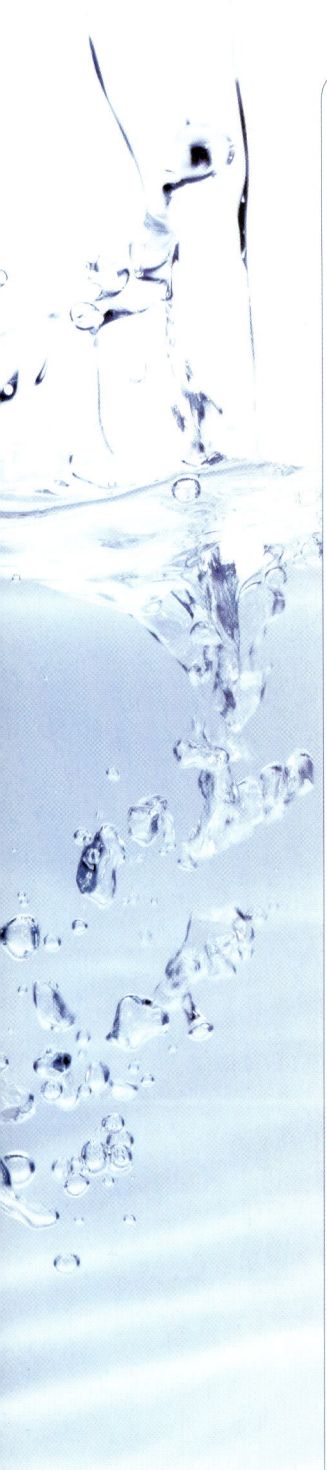

Flüssigkeitsmangel kann durchaus ernste Folgen haben. Wer regelmäßig sehr wenig trinkt, riskiert langfristig Probleme mit Nieren, Leistungsfähigkeit, Verdauung oder sogar mit dem Herzen. Wenn weniger Flüssigkeit im Körper ist, sinkt das Blutvolumen. Dadurch ist weniger Blut (auch Sauerstoff) für die Versorgung von Herz, Gehirn und Muskeln vorhanden.

Auch bei Hitze wird durch Schweißbildung vermehrt Wasser abgegeben, das unbedingt durch reichlich Flüssigkeitszufuhr wieder zugeführt werden muss. Wird zu wenig getrunken, drohen Kreislaufprobleme und Kollapsgefahr!

Bei sehr salzreicher Kost ist der Flüssigkeitsbedarf ebenfalls erhöht. Achten Sie darauf, dass auch in Käse, Chips und Wurstwaren viel Salz enthalten ist. Verwenden Sie beim Kochen öfter frische Kräuter und andere Gewürze statt Salz (dieser Tipp gilt vor allem für Patienten mit Bluthochdruck). Können Sie auf Salz gar nicht verzichten, müssen Sie einfach mehr trinken. Meistens ist bei salzreicher Kost das Durstgefühl erhöht.

In der Heizperiode ist die Luft in vielen Räumen oft so trocken, dass die Nasenschleimhäute austrocknen. Hier hilft neben viel Flüssigkeitszufuhr auch ein Luftbefeuchter am Heizkörper.

Bei Flugreisen, besonders bei Langstreckenflügen, sollte ebenfalls die Flüssigkeitszufuhr erhöht werden. Trinken Sie am besten schon vor dem Start ein Glas Mineralwasser. Auch während des Fluges sollte immer wieder getrunken werden. Das stabilisiert auch den Kreislauf.

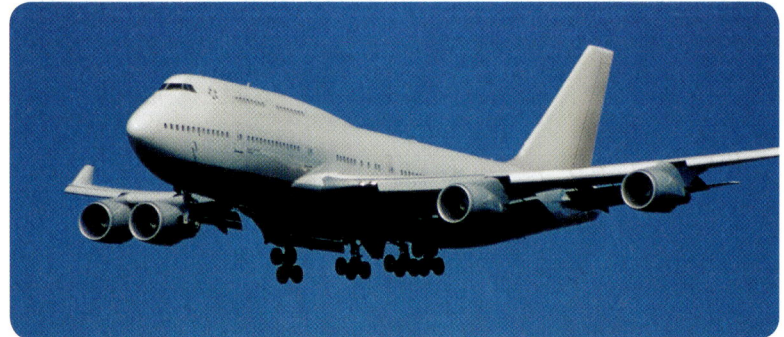

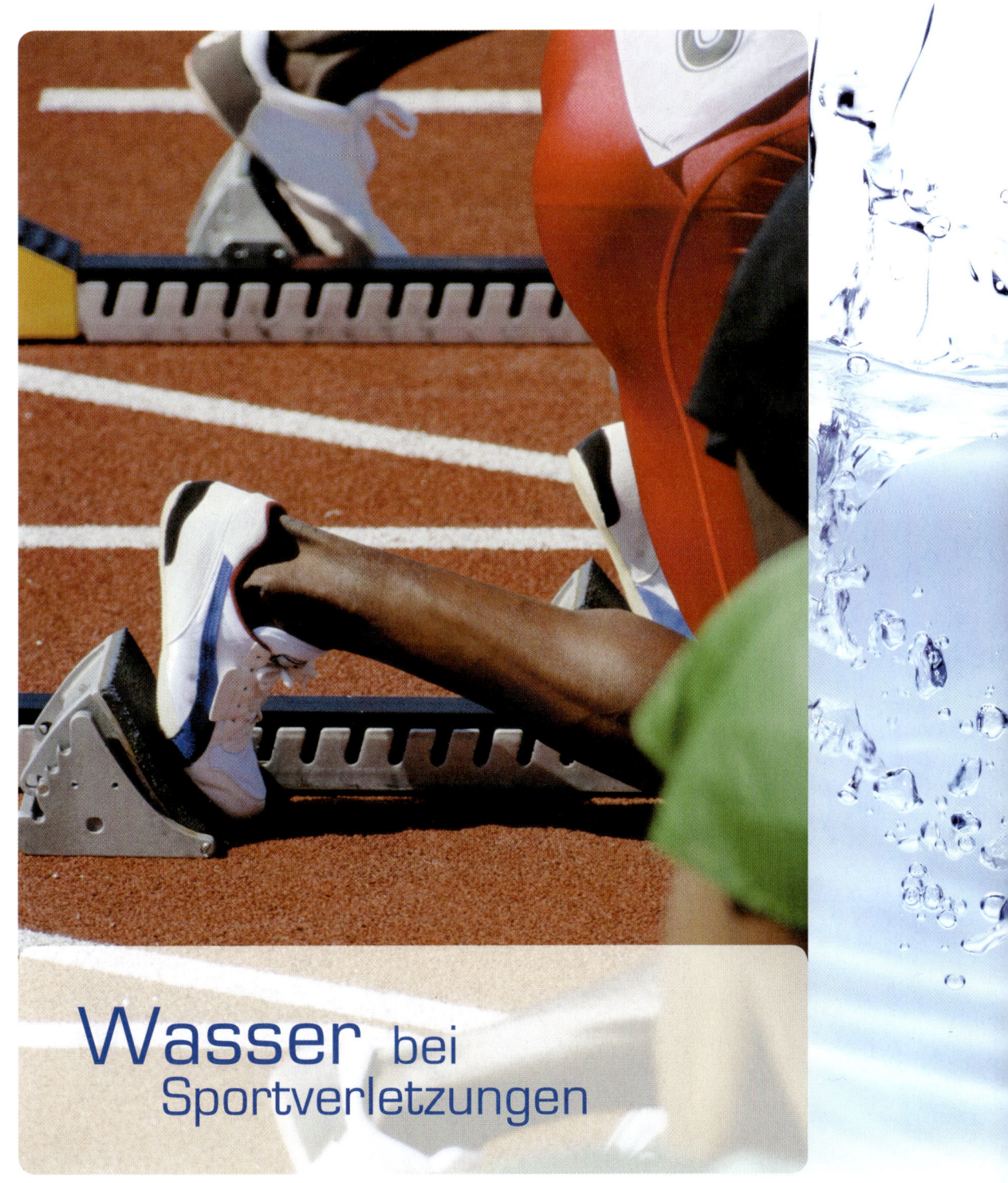

Wasser bei Sportverletzungen

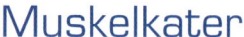

Muskelkater

Die Ursache für einen Muskelkater ist die mechanische Überbeanspruchung der Muskeln. In den Muskelfasern sammelt sich unter anderem Milchsäure als unerwünschtes Stoffwechselprodukt an und es bilden sich ganz winzig kleine Risse.

Das Risiko einen Muskelkater zu bekommen steigt, je weniger körperliche Aktivitäten Sie gewohnt sind oder wenn Sie beim Sport Ihre Belastbarkeit überschätzen.

Der Muskelkater lässt sich durch folgende Wasseranwendungen, kombiniert mit lockerer Bewegung, vertreiben:

Lassen Sie angenehm warmes Wasser in die Badewanne einlaufen. Legen Sie sich hinein und bewegen Sie die schmerzenden Extremitäten immer wieder vorsichtig. Noch besser hilft Gymnastik unter der Dusche. Ideal: Lockerer Lauf auf dem Stand, während die Waden oder Oberschenkel – sie sind ja am häufigsten betroffen – mit warmem Wasser angebraust werden. Sind kleine Faserrisse vorhanden, wird heute oft auch mit Kälte behandelt.

Pfarrer Sebastian Kneipp empfahl gegen Muskelschmerzen Wechselbäder, die ebenfalls zu rascherem Abtransport der schädigenden Stoffwechselschlacken führen. Drei Minuten in warmes Wasser legen. Dann ganz kurz (höchstens 20 Sekunden) kalt abduschen. Den Vorgang mehrmals wiederholen. Achten Sie darauf, dass der Körper zum Abschluss immer ausreichend erwärmt wird (am günstigsten durch Gymnastik). Anschließend warm anziehen.

Um den Abtransport der Stoffwechselschlacken zusätzlich zu beschleunigen, empfiehlt sich folgende Teemischung:

Holunderblüten, Brennnesseln, Schafgarbe und Ackerschachtelhalm (aus der Apotheke) zu gleichen Teilen mischen. Einen Esslöffel dieser Mischung mit einem Viertelliter kochendem Wasser übergießen und zehn Minuten ziehen lassen. Abseihen und lauwarm sowie ungesüßt trinken. Pro Tag können zwei bis drei Schalen getrunken werden. Länger als drei Wochen sollte die Kur nicht durchgeführt werden.

Muskelkrämpfe

Bei Muskelkrämpfen wirkt ein warmes Bad oft Wunder. Auch das warme Abbrausen der betroffenen Stelle bringt Erleichterung. Feuchtwarme Wickel und warme Teilbäder dienen als Vorbereitung für gymnastische Übungen.

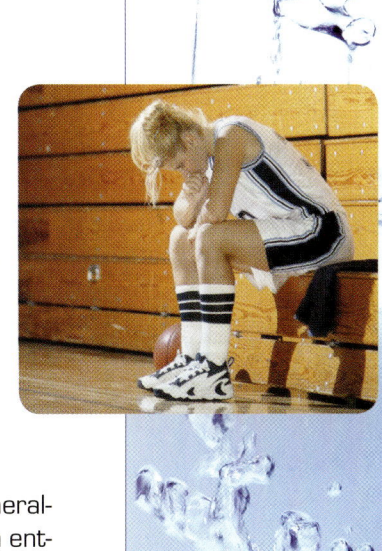

Krämpfe können auch durch Mineralstoffmangel hervorgerufen werden. Hier helfen Mineralwässer, vor allem, wenn Sie damit einen Spezialtee zubereiten:

Einen Esslöffel Hibiscus mit einem Viertelliter kochendem Mineralwasser übergießen und zwei Minuten ziehen lassen. Die Blüten enthalten sehr viel Weinsäure und verleihen dem Tee einen angenehm sauren Geschmack. Mit etwas Orangensaft und Honig vermischen. Kalt stellen, aber nicht zu kalt trinken!

Zerrung und Einriss

In den ersten 24 Stunden muss unbedingt kalt behandelt werden. Wenn am Unfallort nichts anderes zur Verfügung steht, muss der gezerrte oder gerissene Muskel zumindest unter kaltes Wasser gehalten werden. Besser wirkt eine kreisförmige, leichte Massage mit Eiswürfeln.

Zwei Esslöffel Arnikatinktur in einem halben Liter Wasser auflösen. Ein Tuch eintauchen, auswringen und auflegen. Den Vorgang immer dann wiederholen, wenn das Tuch warm wird. Ungefähr zwei

Stunden in dieser Weise behandeln. Während der Kältebehandlung sollten die verletzten Gliedmaßen nicht nur ruhig gestellt, sondern auch hoch gelagert werden.

Noch zwei Hausmittel:

Eiswürfel in einen Waschlappen füllen, mit dem Hammer lange darauf klopfen, bis die Würfel zerkleinert sind. Dann als Eiskompresse auflegen. Oder Sie verwenden fertige Eiskompressen aus der Apotheke.

Kaltes Wasser mit Salz sättigen. Ein Leinentuch eintauchen, leicht auswringen und ins Tiefkühlfach legen. Das Salz verhindert, dass die Kompresse komplett steif wird. Nach etwa 1 1/2 Stunden recht gut um die verletzte Stelle »modellieren«. 20 Minuten behandeln, dann nach einer mehrstündigen Pause wiederholen.

Auch bei Prellungen, Quetschungen und Bluterguss können die oben genannten Behandlungen angewendet werden.

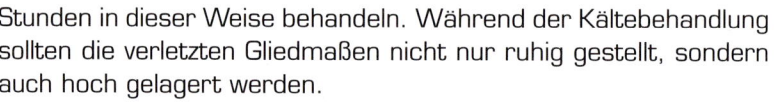

Rückenschmerzen

Gegen Schmerzen durch Muskelverspannungen helfen grundsätzlich nur Wärmebehandlungen. Im Bereich der Wirbelsäule sollte nie mit Kälte behandelt werden.

Gerade Hobbysportler, die nicht die Möglichkeit haben, nach dem Training von einem geschulten Masseur die Muskeln auslockern zu lassen, neigen zu Verkrampfungen der Rückenmuskeln.

In den bretthartem Muskeln können die Nerven nicht mehr gleiten – sie werden sozusagen »beleidigt«. Jede Bewegung verursacht starke, ziehende Schmerzen, die dann in Arme und Beine ausstrahlen können.

Abhilfe schafft warmes Duschen:

Stellen Sie sich nach der sportlichen Betätigung unter die Brause. Nehmen Sie eine entspannte Körperhaltung ein (am besten wäre es, die Hände in Kopfhöhe übereinander zu legen und die Stirne auf den Handrücken ruhen zu lassen) und richten Sie den Strahl der Brause (etwa 37 °C) auf den schmerzenden Rückenteil.

Fünf bis sieben Minuten anprasseln lassen. Dann leichte Gymnastik betreiben. Ein wenig Schulterkreisen, Beckenkreisen und lockeres Kopfnicken.

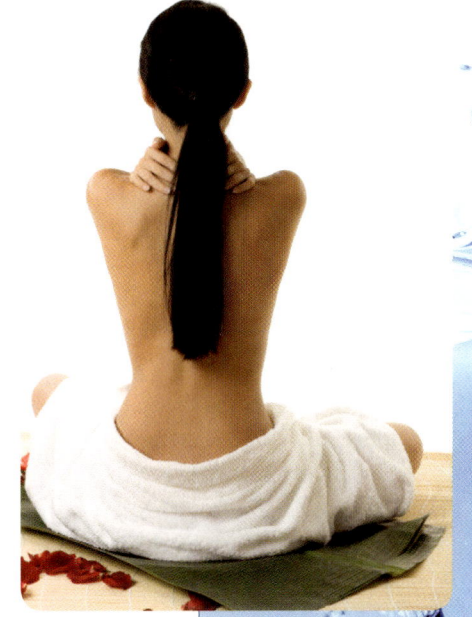

Gegen Muskelverspannungen helfen auch heiße Kompressen.

Tauchen Sie ein saugfähiges Tuch in heißes Wasser, prüfen Sie, ob Sie die Temperatur auf der Haut vertragen und legen Sie das etwas ausgewrungene Tuch auf der schmerzenden Stelle auf.

Zwei Handtücher darüber legen und dunsten lassen.

Literaturverzeichnis

Prof. Hademar Bankhofer: Fasten & Fit in den Frühling.
Kneipp-Verlag Leoben, 3. Auflage, 2002.

Prof. Hademar Bankhofer: Die 500 besten Vital-Tipps.
Kneipp-Verlag Leoben, 4. Auflage, 2001.

MR Dr. Karl F. Maier: Fieberhafte Erkrankungen.
Kneipp-Verlag, Leoben, 2. Auflage, 2002.

Erika Tschebull, OMR Dr. Hans Krammer:
Mit Kneipp vorbeugen lindern heilen.
Kneipp-Verlag Leoben, 1. Auflage, 2001.

Die Heilkraft des Toten

Entdecken Sie die einmaligen Heilmittel der Natur

Seit Jahrtausenden gilt das Tote Meer als Quell von Gesundheit und Schönheit. Am tiefsten Punkt der Erdoberfläche lindern in weltweit einmaliger Zusammensetzung besondere natürliche Kräfte der Natur die verschiedensten Erkrankungen. Diese beispiellose Wirkung der Klimatherapie am Toten Meer, vor allem bei Psoriasis, Neurodermitis, Vitiligo, Asthma und Rheuma steht auf drei Säulen:

Sonne

Am Toten Meer scheint statistisch 330 Tage im Jahr die Sonne. Durch die Mineralien-Dunstglocke und die – aufgrund der tiefen Lage – zusätzlichen Luftschichten werden die für die Haut schädlichen UVB-Strahlen in hohem Maße gefiltert.

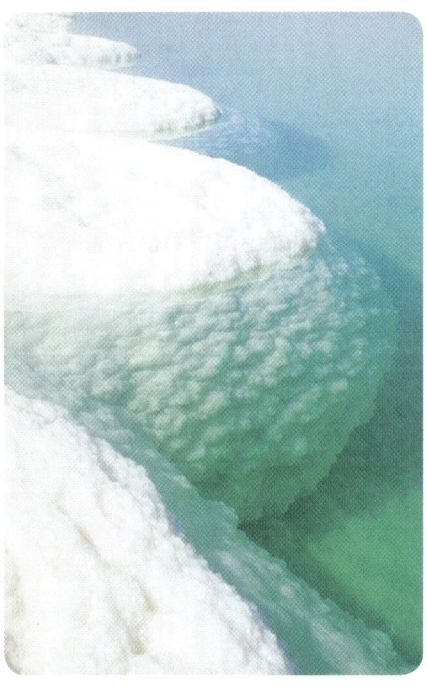

Luft

Durch die tiefe Lage, 400 m unter dem Meeresspiegel, ist die Luft am Toten Meer mit 10 % mehr Sauerstoff angereichert als an irgendeinem anderen Punkt der Erde. Die Dunstglocke über dem Toten Meer ist stark Bromin-angereichert, das in besonderem Maße zur Entspannung des Nervensystems beiträgt.

Wasser

Der Salzgehalt des Wassers im Toten Meer übertrifft den des Mittelmeeres um das Zehnfache. Neben dem Salz enthält das Tote Meer in hoher Konzentration wichtige Mineralstoffe: Magnesium, Kalzium, Sodium, Kaliumchloride und gelöste Bromide. Der extrem hohe Mineralgehalt lässt Menschen im Wasser wie schwerelos schweben.

Meeres

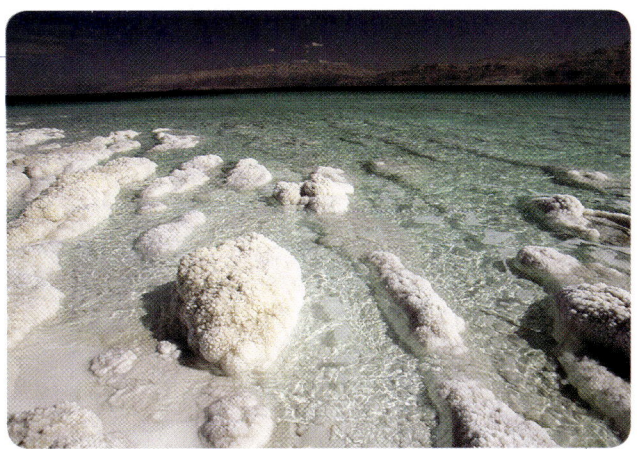

Welche Krankheiten können am Toten Meer behandelt werden?

Bei drei wesentlichen dermatologischen Erkrankungen gibt es sehr gute Behandlungserfolge:

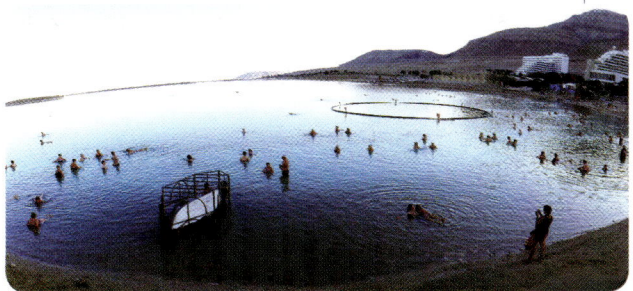

- Schuppenflechte (Psoriasis) in allen Formen
- Neurodermitis (Atopische Dermatitis)
- Weißfleckenkrankheit (Vitiligo)

Die am häufigsten behandelte rheumatische Erkrankung ist die psoriatische Arthritis; Asthma ist die am häufigsten behandelte Atemwegserkrankung.

Österreichische Pensionsversicherung (PV) bezahlt Kuren am Toten Meer im DMZ Gesundheitszentrum

Die Kosten für die österreichischen Patienten werden bei Neurodermitis, Psoriasis und auch Psoriasis mit Gelenkleiden übernommen. Bezahlt werden Flug, Transfer, Unterkunft, Verpflegung und medizinische Betreuung.

Nähere Infos:

Deutsches Medizinisches Zentrum
Rehabilitationszentren am Toten Meer
Robert-Bosch-Strasse 14   Telefon: +49 (0) 8104 / 90 860 - 0
D-82054 Sauerlach   Telefax: +49 (0) 8104 / 90 860 - 55

www.dmz-klinik.de

„Wasser ist eine kosmische Sache"

Johann Grander
www.grander.com